小方子治大病

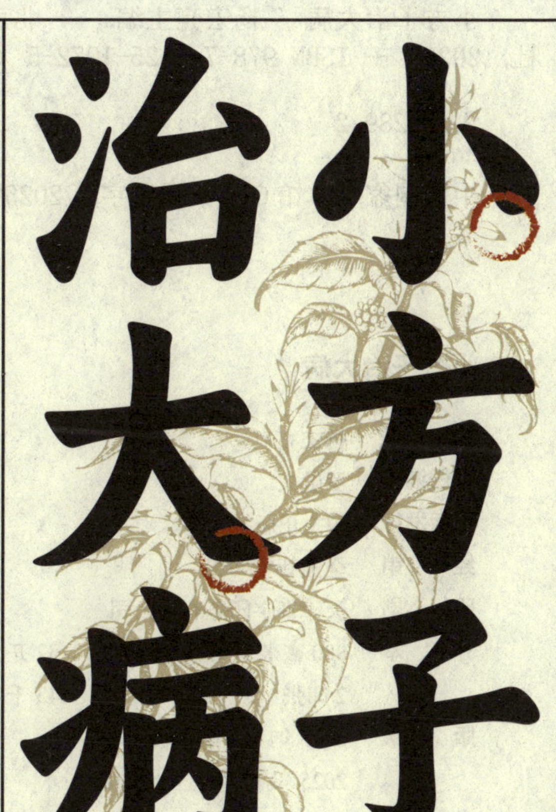

精方简药

取材方便 操作简单 科学实用 代代传承

杨宏亮 主编

国文出版社
·北京·

图书在版编目（CIP）数据

小方子治大病 / 杨宏亮主编. -- 北京 : 国文出版社, 2025. -- ISBN 978-7-5125-1972-5（2025.11 加印）

Ⅰ. R289.2

中国国家版本馆 CIP 数据核字第 2025M9Z990 号

小方子治大病

主　编	杨宏亮
责任编辑	罗敬夫
出版发行	国文出版社
经　销	全国新华书店
印　刷	天津泰宇印务有限公司
开　本	880 毫米 ×1230 毫米　32 开
	2 印张　43 千字
版　次	2025 年 6 月第 1 版
	2025 年 11 月第 4 次印刷
书　号	ISBN 978-7-5125-1972-5
定　价	12.80 元

国文出版社
北京市朝阳区东土城路乙 9 号　邮编：100013
总编室：（010）64270995　传真：（010）64270995
销售热线：（010）64271187
传真：（010）64271187-800
E-mail：icpc@95777.sina.net

本书二维码自版权页所标注印刷之日起两年内有效。

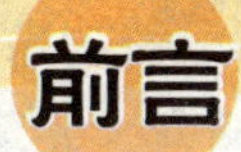

前言

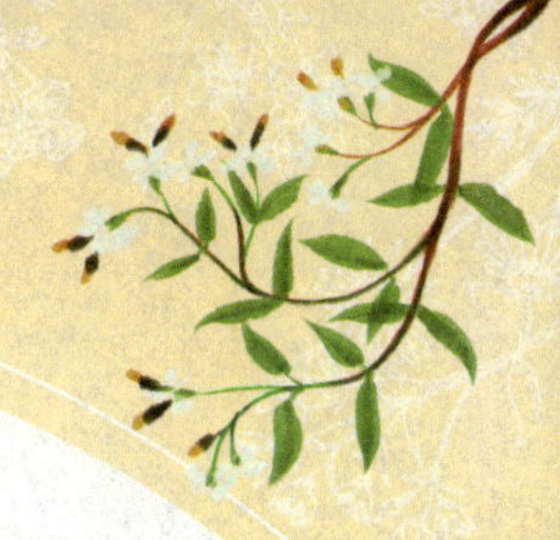

中医，源远流长，博大精深，可谓中华民族的瑰宝。它汇聚了几千年的智慧，历经岁月的洗礼，在日新月异的今天，依然发挥着不可忽视的作用，为人类健康做着贡献。在中医的宝库中，有一类不起眼，却含有巨大作用的存在——小方子。

方子，即中药处方。小方子，顾名思义，就是用药不多、组方简单的中药处方。它们有的来自于历代医家的临床经验总结，有的来自于民间的口口相传，具有成分简单、制备方便、针对性强、不良反应较小等特点。

别看它们用药种类不多，看似“微小”，却能巧妙地针对各种病症，发挥出意想不到的疗效，犹如一束束光，照亮了人们对抗疾病的道路。这些小方子疗效显著、取材方便、价格亲民、操作简单，普通人无需懂得许多专业的医学知识，也无需花大量金钱去购买昂贵的药物，或花费大量精力去制作，就能在日常生活中获得调养身体、防治疾病的方法。

鉴于此，我们怀着对中医的热爱与敬畏之心，查阅大量文献，精心编写了这本《小方子治大病》。在本书中，我们汇聚了大量行之有效的小方子，涵盖了常见疾病的治疗与日常养生保健等多个方面，包括内科、外科、儿科、妇科、五官科、皮肤科多个科目，且针对每种疾病，我们都收录了多个小方子。无论是感冒、咳嗽、痱子这种小毛病，还是便秘、痔疮、失眠等困扰日常生活的慢性问题，抑或是烧烫伤、腹泻等疾病，你都能在这里找到合适的小方子，从容应对健康问题，轻松调理。

需要说明的是，小方子虽然简便实用，但并不能替代现代医学的诊断和治疗。在面对疾病时，一定要及时就医，接受专业的医疗帮助。另外，书中所列方剂中的药名由于年代久远，各地品种繁杂，有同药异名或异药同名和药名不一的现象，使用时请认真核对。最后提醒大家，书中所录药方仅供参考研读，在使用时，一定要在专业医生指导下使用，遇到急病大病，一定要及时就医。

特别说明的是，本书旨在弘扬中医文化。我们希望，阅读此书，可以让更多的人了解小方子的神奇，激发出对中医文化的兴趣与热爱，让传统中医的智慧照亮生活，让中医处方继续闪耀光芒！

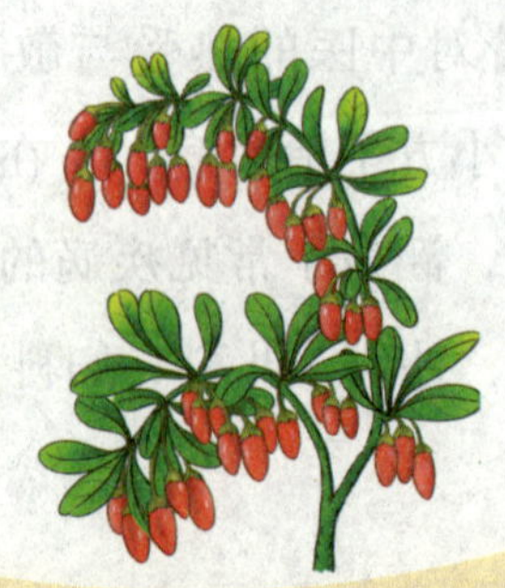

目录

内科疾病良方

外科疾病良方

儿科疾病良方

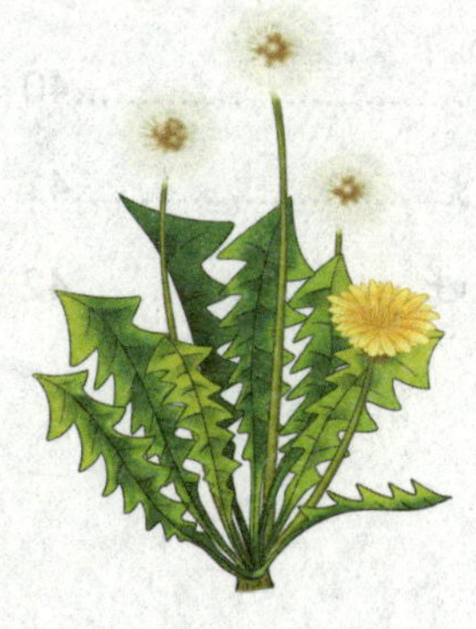

妇科疾病良方

五官科疾病良方

皮肤科疾病良方

内科疾病良方

内科疾病是指影响人体内部器官和系统的疾病，主要涉及呼吸、消化、血液、神经等系统。常见的内科疾病包括肺炎、胃炎、肝炎、高血压、糖尿病、神经衰弱等。

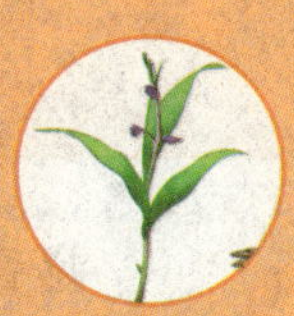
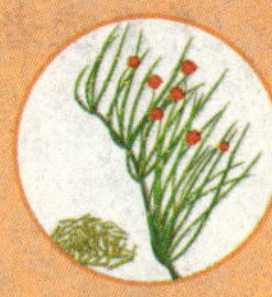
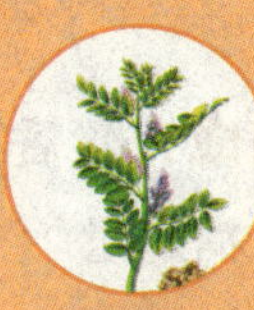
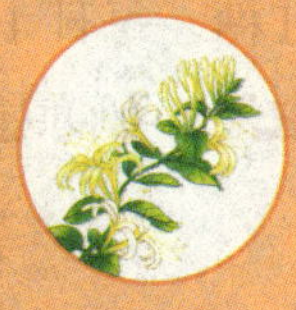
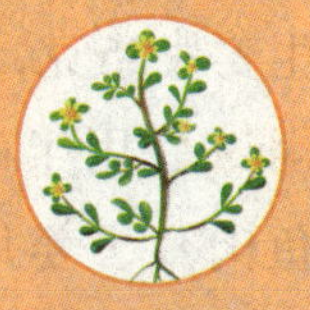

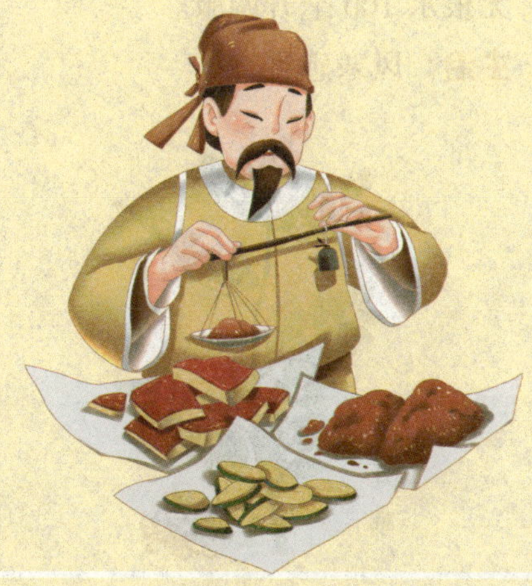

感冒

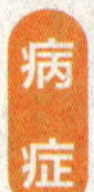

感冒是常见上呼吸道疾病，主要由病毒感染引起，少数由细菌感染引起。症状有鼻塞、打喷嚏、流涕、发热、咳嗽、咽痛等。无并发症者病程3~7天，多发于季节交替时，尤以冬春为甚。

常用良方

方一

组成： 藿香10克，生姜5克，红糖适量。

用法： 前2味水煎取汁，调入红糖。每日1剂，分2~3次饮。

主治： 风寒感冒。

方二

组成： 草鱼（青鱼）肉150克，生姜片25克，米酒100克，盐适量。

用法： 用半碗水煮沸后，放入鱼肉片、姜片及米酒共炖约30分钟，加盐调味。趁热食用，食后卧床盖被取微汗。每日2次。注意避风寒。

主治： 风寒感冒。

方三

组成： 干白菜根1块，红糖50克，姜3片。

用法： 加水共煎汤，每日服3次。

主治： 风寒感冒。

方四

组成： 绿豆粉、麻黄根或节、甘草各等份。

用法： 研为细末。每次3克，用无根水100毫升调服。

主治： 风寒感冒。

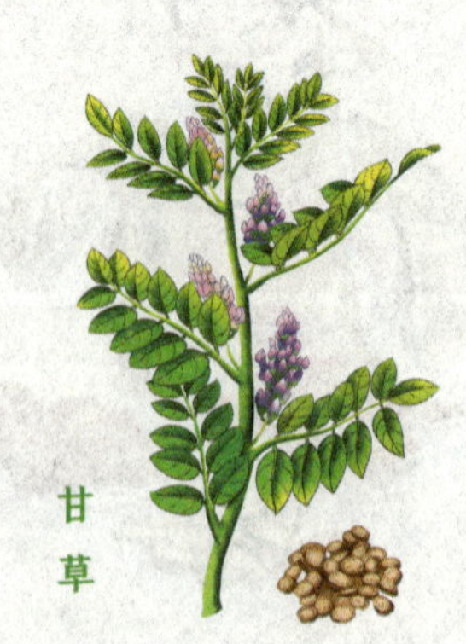

咳嗽

病症 咳嗽是呼吸系统最常见的疾病之一，中医分外感、内伤两类。外感咳嗽多因风寒燥热侵肺引起，起病急，病程短，常伴感冒。内伤咳嗽因脏腑失调，肺失肃降引起，病程长，症状缓，易反复发作。

常用良方

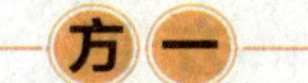

组成： 蜂蜜、白及各20克，百部、瓜蒌各25克。

用法： 先将百部、白及、瓜蒌水煎，去滓取汁，再调入蜂蜜搅匀。每日1剂，分2次服。

主治： 痰中带血及肺结核久咳。

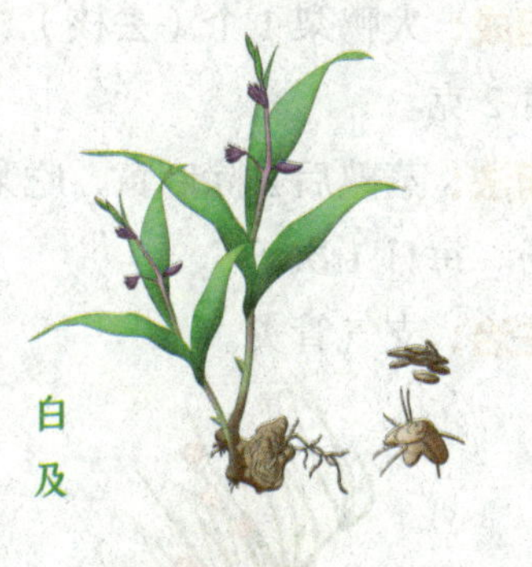

方二

组成： 萝卜1个，白胡椒5粒，生姜3片，陈皮1片。

用法： 加水共煎30分钟，每日饮汤2次。

主治： 咳嗽痰多。

方三

组成： 黄梨适量，饴糖若干。

用法： 将黄梨去核，捣汁，与饴糖合并煎膏。每服2汤匙，每日3次。

主治： 肺燥咳嗽。

方四

组成： 小排骨500克，白果30克，调料适量。

用法： 将小排骨洗净，加黄酒、姜片、水适量，文火焖90分钟。白果去壳及红衣，加入汤内，加盐调味再煮15分钟，加味精调匀，并撒上青葱末。

主治： 痰多咳嗽气喘。

支气管炎

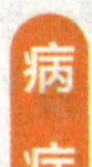

支气管炎为支气管黏膜炎症，因病毒或细菌感染引起，分急性与慢性。急性表现为咳嗽、畏寒、发热、头痛等；慢性多伴喘息、气短、多痰，冬春季高发，易反复发作。

常用良方

方一

组成： 雪梨 100 克，枇杷叶、款冬花各 12 克。

用法： 煎浓汁饮用，每日服 3 次。

主治： 支气管炎。

方二

组成： 明矾粉 20 克，醋适量。

用法： 用醋将明矾粉拌均匀，平分开外敷于两涌泉穴，用绷带包好。每日更换 1 次。

主治： 慢性支气管炎。

方三

组成： 荸荠 50 克，萝卜 80 克，芦根 20 克，桑叶 15 克。

用法： 水煎成浓汁，早晚代茶饮用。

主治： 支气管炎。

方四

组成： 鲜竹沥 50 克，大米 60 克。

用法： 先煮粥，再加入竹沥汁，调匀后分服。

主治： 支气管炎。

方五

组成： 大鸭梨 1 个（去核），麻黄 2 克。

用法： 蒸熟后去除麻黄，吃梨喝汤。每日 1 次。

主治： 支气管炎。

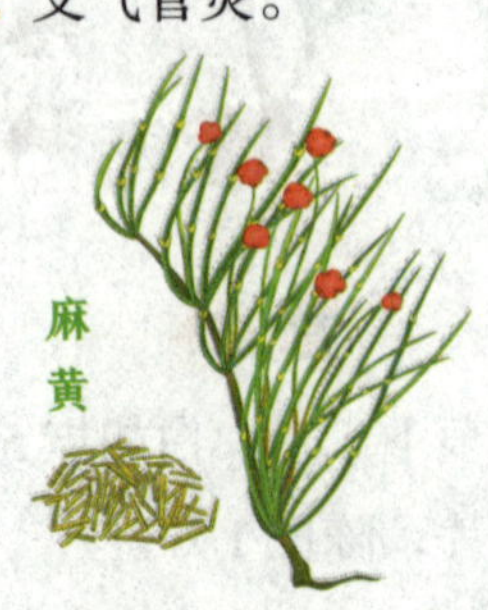
麻黄

肺炎

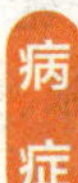

病症

肺炎为终末气道、肺泡及肺间质炎症，由病原微生物、免疫损伤、理化因素等引起。症状包括咳嗽、发热、呼吸困难、嗜睡、脱水、食欲减退等，严重者可危及生命。

常用良方

方一

组成：金银花30克，当归15克，玄参、蒲公英各6克。

用法：砂锅煎服。

主治：肺炎。

方二

组成：琼枝、桑白皮各15克，麦冬9克，地骨皮、石膏各30克。

用法：上5味连煎2次，2次煎液混合后服。每日1剂，分2次服用。

主治：感染性肺炎。

方三

组成：麒麟菜、海带各30克，贝母9克。

用法：砂锅煎煮，取汁去渣，每剂煎2次，将2次煎液混合。分2次服，每日1剂。

主治：感染性肺炎。

方四

组成：麻黄、杏仁、甘草、荆芥穗各10克，生石膏45克，金银花、连翘各15克。

用法：每日1剂，水煎服。

主治：肺炎。

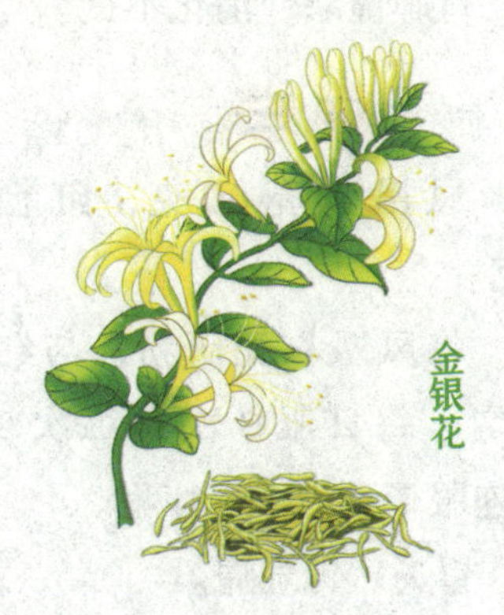

胃炎

病症

胃炎是胃黏膜炎症，分急性和慢性。急性胃炎病因明确，表现为腹痛、腹胀、呕吐等。慢性胃炎病因不明，症状轻微，多见饭后饱胀、泛酸、嗳气等，主要分浅表性、萎缩性、肥厚性三类。

常用良方

方一

组成： 蒲公英叶和根以2:1的比例混合。

用法： 水煎服。

主治： 饮食不慎而导致的消化不良。

方二

组成： 黄蒿6~12克。

用法： 水煎服。

主治： 胃脾虚寒、消化不良。

方三

组成： 凤凰衣壳60克，红糖120克。

用法： 将凤凰衣壳研粉，与红糖拌匀。每日服3次，每次9克。连服7天为1个疗程。

主治： 胃炎、胃气痛。

方四

组成： 党参15克，附子、干姜、乌梅、诃子、白术、神曲、山楂各9克。

用法： 水煎服，每日1剂。

主治： 急性胃炎。

方五

组成： 新鲜马齿苋120克（干者30克），绿豆30~60克。

用法： 煎汤服食，每日1次，连服3~4次。

主治： 急性胃肠炎。

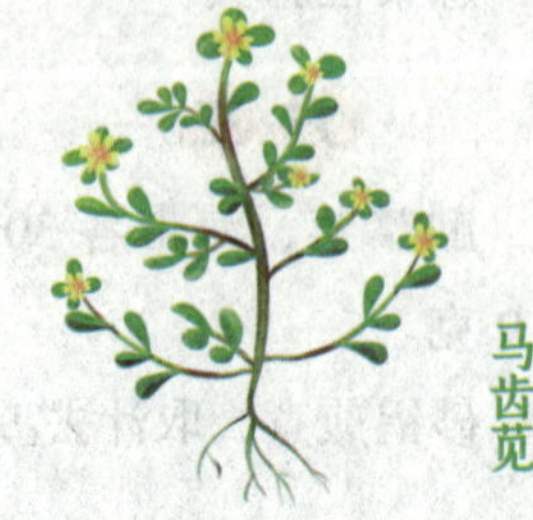

腹泻

病症 腹泻俗称拉肚子，因肠道疾患引起，分急性和慢性。急性指突发腹泻，粪便稀薄或带脓血黏液，病程2~3周；慢性指大便稀薄，持续2个月以上，可间歇性发作，或长期持续存在。

常用良方

方一

组成： 芡实（鸡头米）、莲子、怀山药、白扁豆各等份，白糖适量。

用法： 共研磨成细粉，加白糖蒸熟。当点心吃，每次50~100克，连食数日。

主治： 慢性腹泻。

方二

组成： 大附子300克，大枣1千克。

用法： 大附子连皮，同大枣放于砂锅内，以水煮1日，常令水过2指。取出，每个切作3片，再同煮半日，去皮，杵为末，以枣肉和丸如梧子大。用米汤在空腹时服三四十丸。

主治： 腹泻。

方三

组成： 葛根20克，黄连5克，黄芩10克，生甘草7.5克。

用法： 水煎服。

主治： 急性肠炎引起的腹泻。

方四

组成： 山药、糯米各30克，大枣10枚，薏苡仁20克，干姜3片，红糖15克。

用法： 按常法共煮作粥。每日分3次服下，连续服用半月至愈。

主治： 脾胃虚弱引起的慢性腹泻。

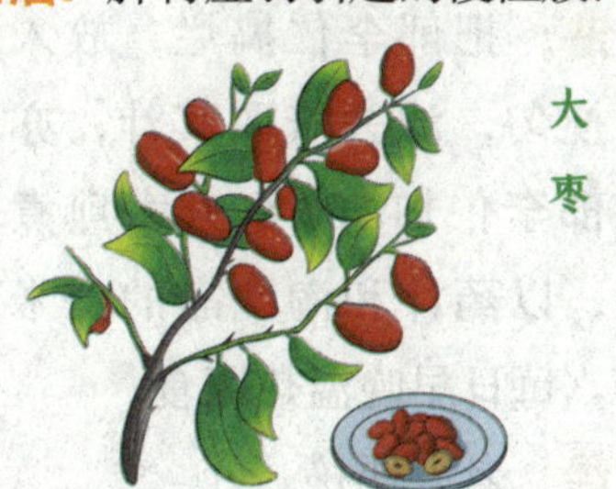
大枣

便秘

病症 便秘指大便干结、排出困难，常因燥热内结、气虚传送无力、阴虚血少等引起。分器质性和功能性，前者因肠道病变或内分泌失调导致，后者多因饮水少、缺纤维、紧张等习惯引起。

常用良方

方一

组成： 猪脊瘦肉80~100克、粳米100克，茴香、食盐各少许，香油、川椒粉各适量。

用法： 先将脊肉切至小块，在香油中稍炒，后入粳米煮粥，将熟，入茴香、川椒粉、食盐等，再煮1~2沸。早晚空腹食。

主治： 便秘。

方二

组成： 郁李仁20克，白米60克。

用法： 把郁李仁捣烂，放入水中搅匀，滤去渣取其汁，亦可将郁李仁加500毫升水煎煮取汁，以药汁和淘洗净的白米煮粥。每日早晚温热服食。

主治： 老人便秘。

方三

组成： 番泻叶1.5~3克。

用法： 开水泡，代茶饮。

主治： 便秘。

方四

组成： 生白芍30克，生甘草20克，枳实15克。

用法： 上药用2碗水煎成大半碗。每日服1剂。

主治： 便秘。

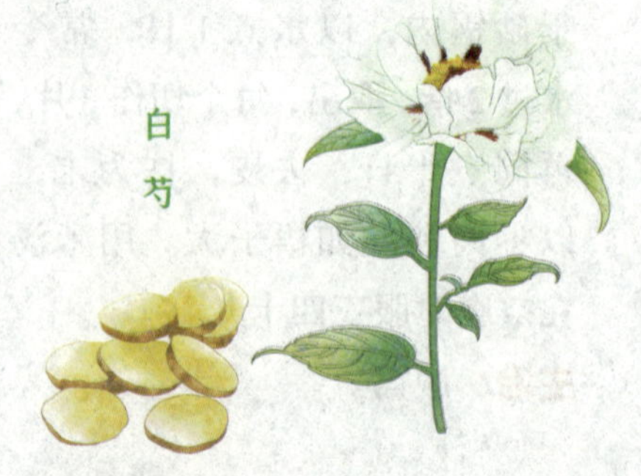

心力衰竭

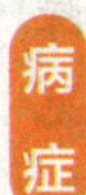

病症 心力衰竭是指在静脉回流正常的情况下，由于各种心脏疾病引起心肌收缩能力减弱，使心排血量减少，不能满足身体组织代谢需要的一种复杂临床综合征。该病在治疗上只能以防止和延缓为主。

常用良方

方一

组成：蟾酥（即癞蛤蟆的耳后腺及皮肤腺的白色分泌物，经加工而成）4~8 毫克。

用法：饭后用冷开水送服，日服 2~3 次。

主治：心力衰竭。

方二

组成：黄芪 15~30 克，茯苓 10~30 克，白术 10~15 克，赤芍、葶苈子各 9~15 克，附子 6~9 克，桂枝 3~9 克，红参 3~6 克，生姜 3 片，大枣 3 枚。

用法：每日 1 剂，水煎服，10 剂为 1 疗程。

主治：充血性心力衰竭。

方三

组成：鱼腥草、开金锁、益母草各 30 克，葶苈子、万年青根、麦冬各 15 克，赤芍、桃杏仁、丹参各 12 克，桂枝 9 克，川芎 6 克。

用法：每日 1 剂，水煎服。

主治：心力衰竭。

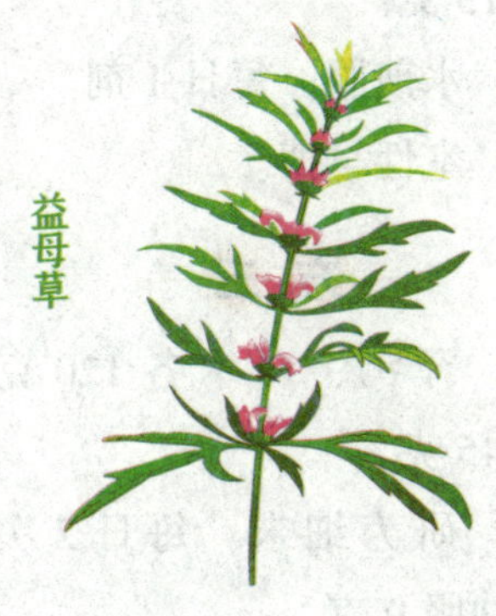

益母草

心律失常

病症 心律失常指心搏节律或频率异常，因心脏活动的起源或传导障碍引起。可单独发生，也可伴随心血管疾病，临床表现多样，常见心悸、胸闷、头晕，部分可影响心脏功能。

常用良方

方一

组成： 生黄芪100克，檀香20克，桃仁、桂枝、炙甘草各10克。

用法： 每日1剂，水煎服。

主治： 心气虚损的心律失常。

方二

组成： 炙甘草、泽泻各30克，黄芪15克。

用法： 水煎服，每日1剂。

主治： 室性早搏。

方三

组成： 泽泻、白术各120克，桂枝45克。

用法： 研为细末。每日2次，每次冲服9克。

主治： 窦性心律不齐。

方四

组成： 生半夏、生菖蒲各50克。

用法： 研为细末，封好备用。用时取少许吹入鼻腔内，取嚏3~8次。

主治： 室上性心动过速。

方五

组成： 红参、丹参、三七各5克，附子4克，肉桂3克，黄连0.5克。

用法： 上药研为细末制成胶囊，每次5~6粒。每天3~4次，服3~6个月。

主治： 病态窦房结综合征。

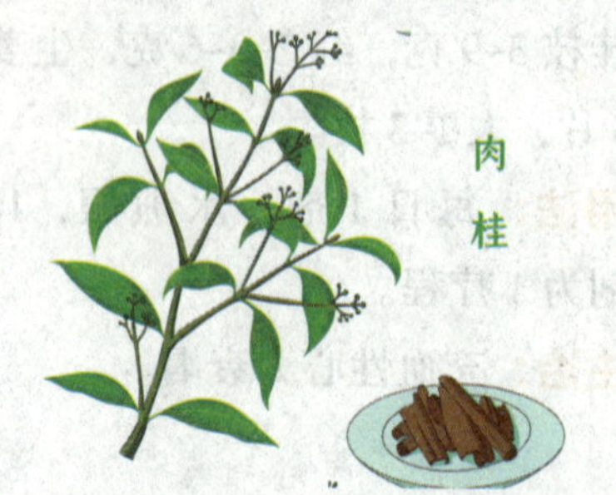

肝炎

病症 肝炎是肝脏炎症，因病毒、细菌、寄生虫、酒精、药物等引起，可致肝细胞损害、功能异常。症状包括恶心、呕吐、腹胀、食欲减退、乏力等，病毒性肝炎最常见，如甲、乙、丙型。

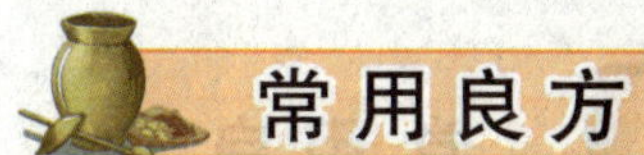

常用良方

方一

组成： 当归、党参各15克，母鸡1只，葱、姜、料酒、盐各适量。

用法： 将母鸡开膛去内脏，洗净。将当归、党参放入鸡腹内，置砂锅内，加水，下葱、姜、料酒、盐各适量。砂锅放旺火上烧沸，改用文火煨炖至烂。吃肉饮汤，分数次吃完。

主治： 慢性肝炎、各种贫血。

方二

组成： 玉米须100克，茵陈50克，山栀子、广郁金各25克。

用法： 水煎，去渣。每日2~3次分服。

主治： 黄疸型肝炎、脂肪肝。

方三

组成： 当归、白术、柴胡各10克，茯苓、虎杖各15克，茵陈20克，白花蛇舌草30克，甘草6~8克。

用法： 将以上几味加水煎服，每日1剂，30天为1疗程。

主治： 肝炎。

方四

组成： 黄豆60克，白菜干45克，茵陈30克，郁金9克，山栀、柴胡、通草各6克。

用法： 黄豆与白菜干煎汤饮服，早晚另煎服茵陈等5味中药。

主治： 病毒性肝炎。

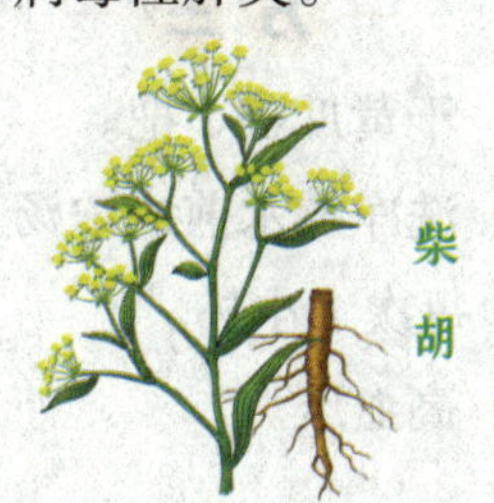

柴胡

高血压

病症 高血压是常见疾病，因神经中枢调节异常致血压升高。成人舒张压超12千帕即为高血压，症状有头痛、头晕、失眠、心悸、胸闷等，严重者可致心脑肾功能障碍，病因涉及情志、饮食、肾虚等因素。

常用良方

方一

组成： 海蜇150克，荸荠350克。

用法： 将海蜇与荸荠洗净，加水1000毫升，煎至250毫升。空腹顿服或分2次服用。

主治： 高血压。

方二

组成： 海参、冰糖各50克。

用法： 海参洗净，加水同冰糖煮烂。每日早晨空腹服，吃参饮汤。

主治： 高血压、动脉硬化。

方三

组成： 干黄瓜藤1把。

用法： 洗净加水煎成浓汤。每日2次，每次1小杯。

主治： 高血压。

方四

组成： 黑木耳6克，柿饼50克，冰糖少许。

用法： 加水共煮至烂。此方为1日服用量，久食有效。

主治： 老年人高血压。

方五

组成： 菊花、槐花、绿茶各3克。

用法： 以沸水沏。待浓后频频饮用，平时可当茶饮。

主治： 高血压引起的头晕、头痛。

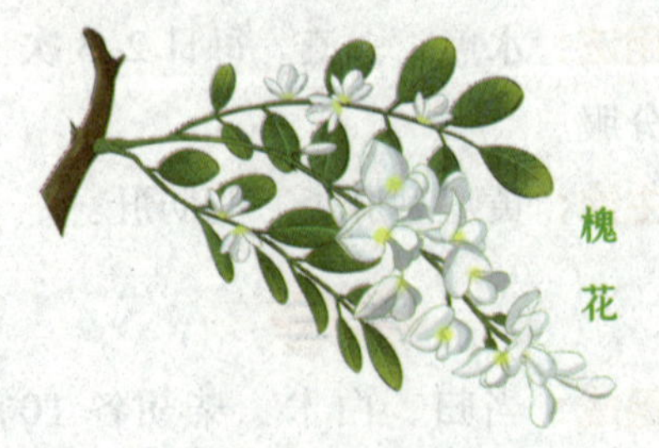

头痛

病症

头痛的疼痛部位在头颅上半部。病因不同，伴随症状也不同。按功能分类，头痛可分为外伤性、非器质性、偏头痛、颈源性头痛、颅神经痛及代谢性疾病引起的头痛，需结合病因进行诊断。

常用良方

方一

组成： 黄芪15克，党参、当归各12克，白芍、白术、陈皮各10克，蔓荆子、柴胡各9克，甘草、天麻、川芎各6克，细辛3克。

用法： 水煎服，每日1剂，早晚服用。

主治： 气虚所致头痛。

方二

组成： 茯苓15克，白术12克，半夏10克，天麻、陈皮各6克，甘草3克。

用法： 水煎服，每日1剂，1日2次。

主治： 痰浊上蒙清窍之头痛。

方三

组成： 蔓荆子、苍术、白芷各9克，羌活、川芎、防风、藁本各6克，甘草3克。

用法： 水煎服，每日1剂，分2次服用。

主治： 外感风湿之邪所致头痛。

方四

组成： 郁金10克，当归尾、赤芍各9克，川芎、草红花、菖蒲各6克。

用法： 水煎服，每日1剂，1日2次。

主治： 血瘀所致头痛。

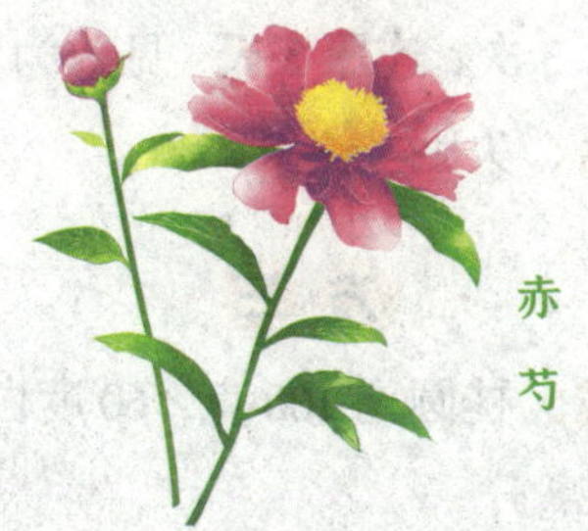

赤芍

失眠

病症

失眠分起始失眠、间断失眠、早醒失眠三类，常伴头昏、头痛、多梦等。多见于神经衰弱、更年期综合征等，或因环境、饮食等引起，亦可因情绪不稳、忧郁、疼痛等诱发，影响睡眠质量。

常用良方

方一

组成：大枣5枚，粟米50克，茯神10克。

用法：先煎煮茯神，滤取汁液，以茯神液与大枣、粟米同煮为粥。每日2次，早晚服食。

主治：失眠健忘。

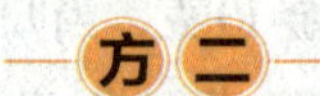

方二

组成：半夏15克，秫米50克。

用法：用河中长流水澄清，取清液煮秫米、半夏为粥样，但吃时去渣，只吃其汁1小杯。每日3次，连服3天，见效为止。

主治：失眠。

方三

组成：桂圆肉100克，60度白酒400毫升。

用法：将桂圆肉放在细口瓶内，加入白酒，密封瓶口，每日振摇1次，半月后可饮用。每日2次，每次10~20毫升。

主治：失眠、健忘、惊悸等症。

方四

组成：绿茶15克，酸枣仁粉10克。

用法：每日清晨8时前，将绿茶15克用开水冲泡2次饮服。8时后忌饮茶水。晚上就寝前冲服酸枣仁粉10克。

主治：失眠。

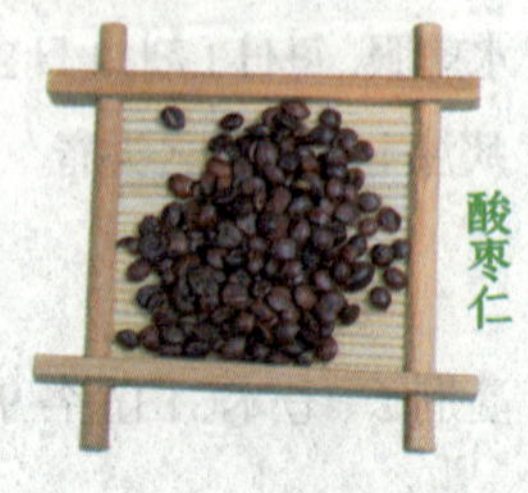

酸枣仁

癫痫

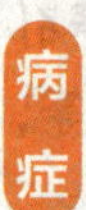

癫痫是因脑神经元异常放电引起。分大发作、小发作、局限性发作等。病因包括特发性和获得性，如脑外伤、感染、肿瘤等。中医认为癫痫多因惊恐、饮食失节、痰浊阻滞、气机逆乱等引起。

常用良方

方一

组成：甘草（炙）9 克，淮小麦、大枣各 35 克，明矾适量。

用法：水煎服，每日服 1 剂，分 2 次服，同时每晨空腹开水冲服明矾（米粒大）1 枚。

主治：癫痫。

方二

组成：蓖麻（红茎红叶）根 100 克，鸡蛋 2 枚，黑醋适量。

用法：将鸡蛋破壳煎煮，再入黑醋、蓖麻根共煎。每日 1 剂分服，连服数日。

主治：羊痫风。

方三

组成：猪脑 1 个，冬虫夏草 3 克。

用法：猪脑（剔去红筋不用）同冬虫夏草炖熟。食脑饮汤，每日服 1~2 次。

主治：似痫非痫。

方四

组成：柴胡、党参、半夏、黄芩、大枣、芍药各 25 克，甘草、桂枝各 20 克，生姜 10 克。

用法：上药研为细末，制成片剂。成人每次 6 克，每日服 3 次，儿童酌减。

主治：顽固性癫痫。

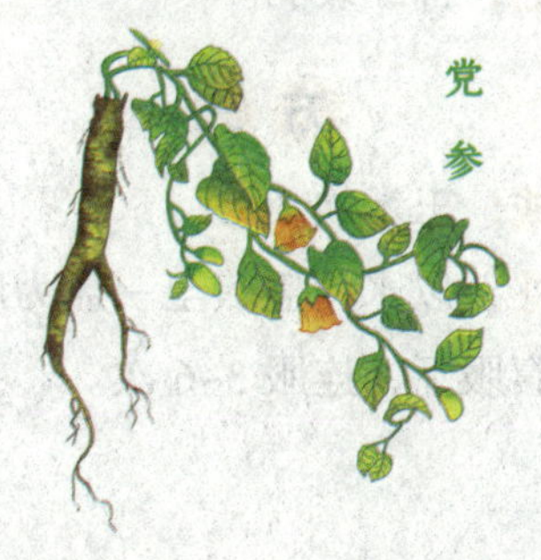

神经衰弱

病症　神经衰弱是神经官能症，常因情绪失调、用脑过度、体弱等引起。症状包括易疲劳、注意力不集中、记忆力减退、头痛、失眠等，病程长，易反复。治疗以调整心态、锻炼、药物辅助为主。

常用良方

方一

组成：鹌鹑蛋、白糖各适量。

用法：将鹌鹑蛋打破倒入碗中，调匀，用滚开水冲之，服时加白糖。每日早、晚各冲1个鹌鹑蛋，连续服用。

主治：神经衰弱。

方二

组成：虾壳25克，酸枣仁、远志各15克。

用法：共煎汤，每日服1剂。

主治：神经衰弱。

方三

组成：玉米须30克。

用法：以水两盅煎至一盅为度。空腹服下，连服3~6次。

主治：高血压引起的头晕眼花、眩晕。

方四

组成：瘦猪肉50克，怀山药、枸杞各10克。

用法：共煮。饮汤，日服1次。

主治：神经衰弱。

方五

组成：白果仁3个，龙眼肉7枚。

用法：加水同煮汤，每日空腹顿服。

主治：神经衰弱。

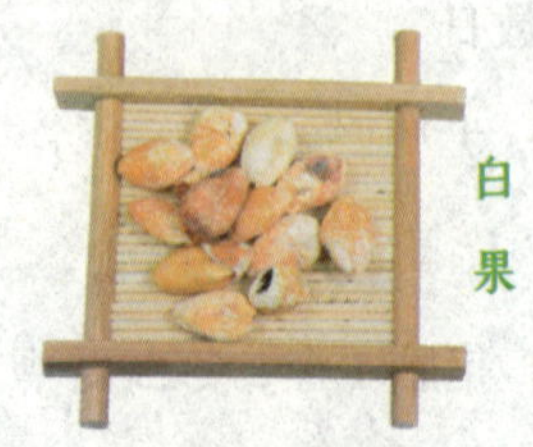

白果

外科疾病良方

外科疾病是指需要通过手术或其他外科手段进行治疗的一类疾病，范围广泛，常见的外科疾病包括骨折、烧烫伤、胆囊结石、肿瘤、感染等。

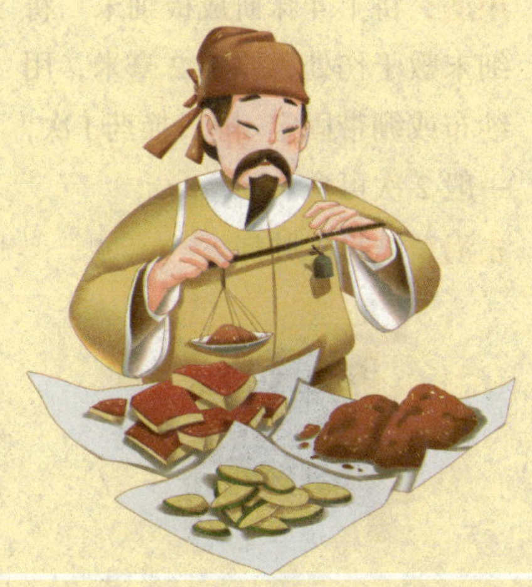

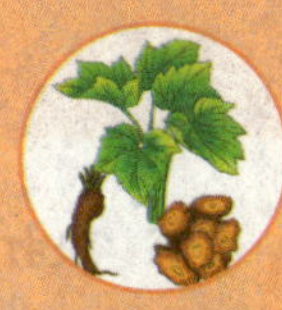

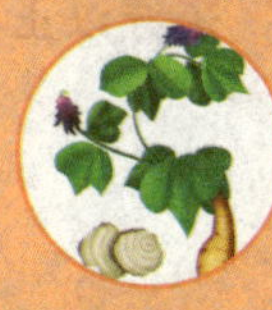

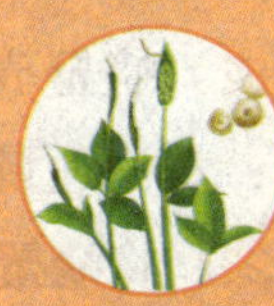

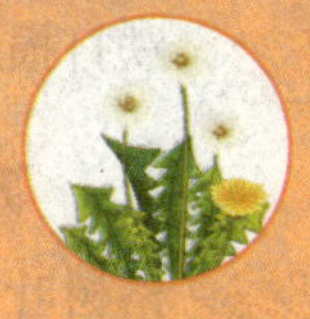

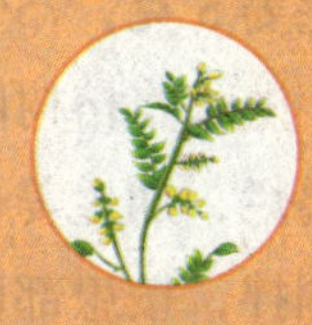

扫码听音频
听书懂养生

跌打损伤

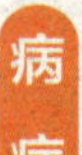

跌打损伤指因外力导致的组织损伤，症状为疼痛、肿胀、出血、脱臼、骨折，甚至内脏损伤。常因殴打、跌仆、撞击、刺伤等引发。治疗以止痛、活血、舒筋、坚骨为主，促进损伤恢复。

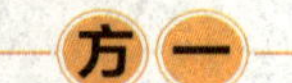

常用良方

方一

组成： 螃蟹壳2个，黄瓜子20克，黄酒适量。

用法： 将螃蟹壳、黄瓜子晒干，混合研磨成末，黄酒冲服。

主治： 跌打损伤。

方二

组成： 榕树叶、蓖麻叶各适量，生姜5克，75%酒精少许。

用法： 将榕树叶、蓖麻叶洗净，捣烂，加生姜再捣，然后用酒精调拌，按患部面积大小，酌情增减药量。外敷患处，每日1次，5天即可痊愈。

主治： 跌打损伤。

方三

组成： 当归、泽泻各15克，川芎、红花、桃仁、苏木、丹皮各6克，黄酒30~60毫升。

用法： 每日1剂，水煎后，兑入黄酒混合均匀，分2次服下。

主治： 软组织损伤。

方四

组成： 杏仁5克，蝉蜕、栀子、红花各1克。

用法： 将上4味研成极细末。将细末敷于伤处，厚1~2毫米，用纱布或绷带固定。隔日换药1次，一般2次可愈。

主治： 跌打之肿痛。

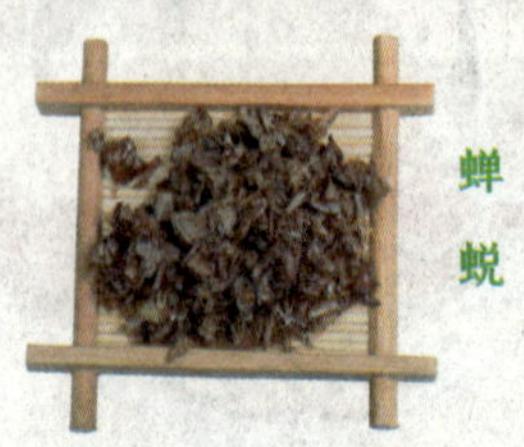

蝉蜕

骨折

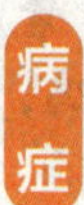

骨折是常见骨头折伤病症，中医称折疡、折骨，因跌仆、负重、劳损或从高处跌落引起。分一般性和粉碎性骨折，严重者疼痛剧烈，骨骼凸出，皮肉瘀肿。治疗以固定、复位、活血化瘀、促进愈合为主。

常用良方

方一

组成：三七、土鳖各9克，龙骨、自然铜各15克，乳香、没药各5克，云麝香0.3克。

用法：上药共研为细末，装胶囊吞服。每次1.5克，每日3次。

主治：骨折瘀滞疼痛。

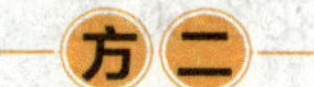

方二

组成：当归、川断各10克，土鳖虫、乳香各5克，花粉、骨碎补各15克，桑寄生、五爪龙各30克，防风20克。

用法：每日1剂，水煎，分2次口服。

主治：股骨干骨折。

方三

组成：雪上一枝蒿粉5~10克，冬青叶粉10~20克，凡士林10克，白酒适量。

用法：上药调和，加开水适量调成糊状，摊纱布上，贴敷在髌骨骨折局部。1~2天换药一次。

主治：髌骨骨折。

方四

组成：黄芪、当归、川芎各15克，党参、桃仁、木香、地龙、赤芍各10克，红花6克。

用法：1日1剂，分2次，水煎服。

主治：骨折。

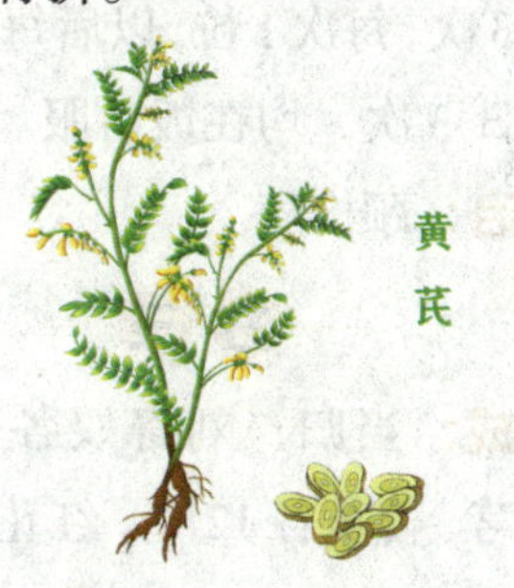

颈椎病

病症 颈椎病是颈椎间盘退行性病变导致的病症，中医称项痹病。常因外伤、劳损、姿势异常引起，症状有颈肩痛、手麻、肌无力、耳鸣，严重者有心律不齐、吞咽困难等表现。

常用良方

方一

组成：葛根 20~40 克，桂枝 20 克，白芍 30 克，麻黄 6 克，炙甘草 10 克，生姜 12 克，大枣 7 枚。

用法：每日 1 剂，水煎服。

主治：颈椎病。

方二

组成：马钱子粉、白花蛇粉、狗脊粉、琥珀粉、桂枝粉各适量。

用法：上药剂量按 1:10:10:3:3 之比混合均匀，装入空心胶囊内，每粒重 0.4 克。第 1~3 天每日 3 次，每次 1 粒，以后每次 2 粒，每日 3 次，均在饭后服。

主治：颈椎病。

方三

组成：当归、刘寄奴各 15 克，川芎、姜黄各 12 克，红花、羌活、白芥子各 9 克，白芷、威灵仙各 12 克，路路通、桑枝各 30 克。

用法：每日 1 剂，水煎服。

主治：颈椎病。

方四

组成：白芍 240 克，甘草 30 克，伸筋草 90 克，葛根、乳香、没药、桃仁、红花各 60 克。

用法：上药共研细粉压片，每片 0.5 克，含生药 0.3 克。每服 5 片，每日服 3 次，每疗程 1 个月，一般需服用 1~2 个疗程。

主治：神经根型颈椎病。

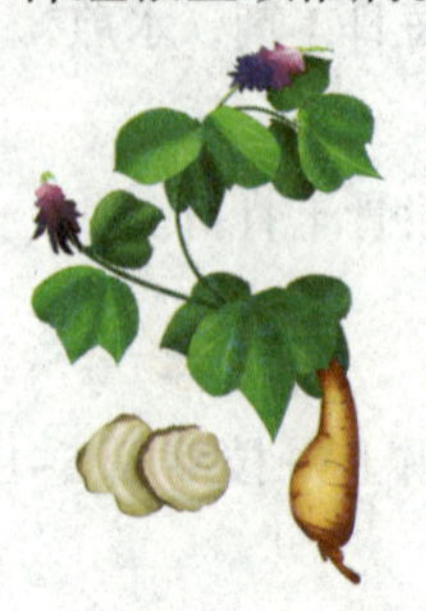

烧烫伤

病症 烫伤、烧伤即灼伤，由高温、酸碱、电流等引起，致皮肤损伤，严重者波及深层组织。按深度分三度，Ⅰ度肿疼痛，Ⅱ度皮肤呈红色或红白相间或蜡质，有水疱，Ⅲ度焦黑干痂、无痛或水疱，重度可致感染、血压下降，影响身体功能。

常用良方

方一

组成： 蒲公英适量，白糖、冰片各5克。

用法： 蒲公英绞汁，调入白糖及冰片，敷或涂于患处。

主治： 烫伤，烧伤。

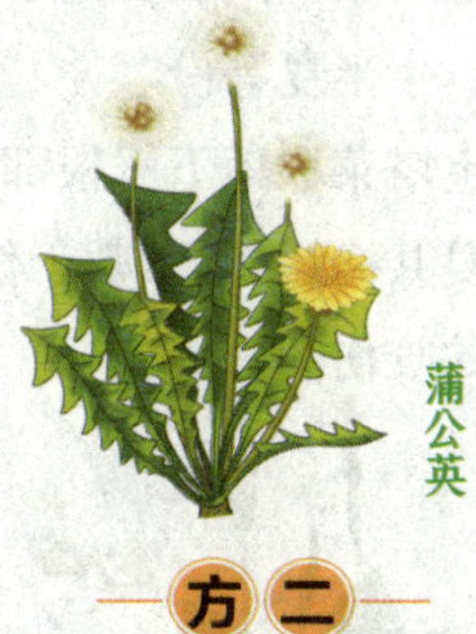

蒲公英

方二

组成： 鲜大蓟4棵，食油适量。

用法： 大蓟洗净，切碎，捣烂取汁，加食油调成糊状，涂敷伤处。每日3次。

主治： 烧烫伤。

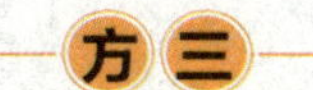

方三

组成： 梧桐花、香油各适量。

用法： 梧桐花研末，用香油调敷患处。每日2次。

主治： 烧烫伤。

方四

组成： 鲜山茶花、香油各适量。

用法： 山茶花阴干，研末，用香油调匀，敷于伤处。每日1次。

主治： 烧烫伤。

方五

组成： 杨梅树皮、香油各适量。

用法： 杨梅树皮烧存性，研末，用香油调涂伤处。每日3次。

主治： 烧烫伤。

咬螫伤

病症 咬螫伤是由毒蛇、毒虫、犬类等叮咬引起的系列身体损伤和症状。如毒汁通过创口侵入体内，可导致红肿、麻木、疼痛、寒热等症状，严重时可引发休克、昏迷等。及时治疗可痊愈，延误治疗可导致肢体瘫痪等。

常用良方

方一

组成： 生烂山药（烂而有水者佳）适量。

用法： 将生烂山药捣烂，挤汁。擦涂于患处。

主治： 蝎蜇。

方二

组成： 鲜蕹菜适量，盐少许。

用法： 将鲜蕹菜洗净，加盐捣烂。敷患处，每日换药1次。

主治： 蜈蚣咬伤。

方三

组成： 丝瓜叶1把或丝瓜1块。

用法： 捣烂，涂于伤处。

主治： 蜈蚣咬伤。

方四

组成： 鲜花适量。

用法： 任何花都可以，恶蜂咬伤后，取擦伤口，马上肿消。

主治： 蜂蜇伤。

方五

组成： 宝塔菜（又名甘露子、地葫芦）、生半夏等份。

用法： 宝塔菜取地下鲜根部分，同生半夏共捣烂如泥，敷于伤口。

主治： 蛇咬伤。

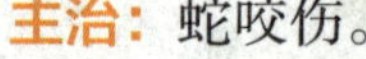

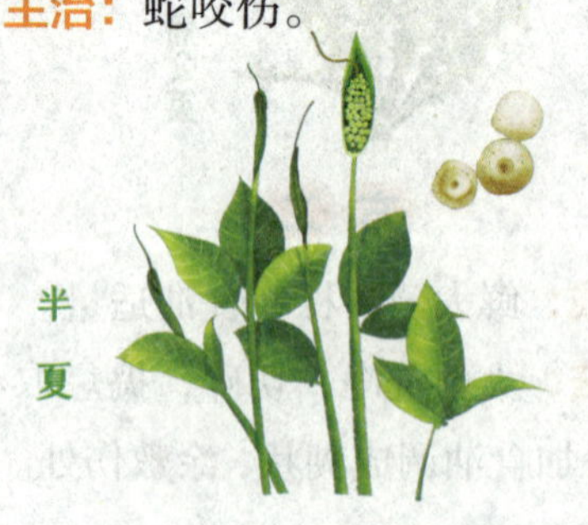

半夏

破伤风

病症 破伤风是破伤后，风毒侵入创口引起的疾病，表现为恶寒、头痛、颈部僵硬、面肌痉挛等。症状逐渐加重，出现肌肉强直、角弓反张，严重时会导致语言、吞咽、呼吸困难，甚至窒息死亡。

常用良方

方一

组成：蝉衣 20 克，蜈蚣、全虫、僵蚕各 12 克，辰砂、胆星、竹黄各 6 克，苯巴比妥片 10 克。

用法：将上药合研为细末。每服 6 克，小儿 0.7~3 克，每日 2~3 次。

主治：破伤风。

方二

组成：青龙草、白虎草各 2 棵，生姜 3 片，葱根 3 个，大枣 3 枚，蝉蜕 7 个，黄酒 6.5 毫升。

用法：每日 1 剂，水煎服。

主治：破伤风。

方三

组成：大河蟹 1 只，黄酒适量。

用法：大河蟹去壳，捣烂。用黄酒冲服，出微汗。

主治：破伤风。

方四

组成：蝉蜕 15 克，全蝎、防风、胆南星、僵蚕各 10 克，蜈蚣 6 条。

用法：将上药水煎至 400 毫升，每日 2 次，每次 200 毫升，连用 5~7 天。配合西医综合疗法。

主治：破伤风。

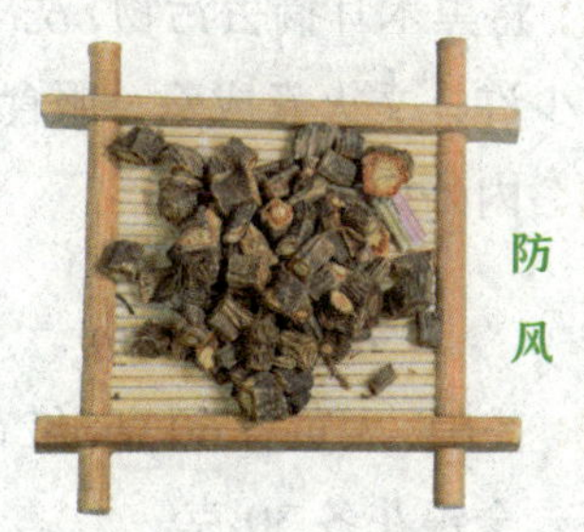

防风

痔疮

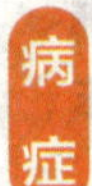

痔疮是肛门直肠下端静脉团改变或移位，形成内痔、外痔、混合痔。多因湿热内积、久坐久立、辛辣饮食等引起，使浊气瘀血流注肛门，导致肛门疼痛、出血等症状。

常用良方

方一

组成：博落回 150~300 克（鲜者 600 克）。

用法：加水 2000~4000 毫升，煮沸后过滤去滓，将药液倒入普通搪瓷盆内，趁热先熏后洗。每次 15~30 分钟，每日 2~3 次。

主治：炎性外痔。

方二

组成：黑木耳 30 克。

用法：将黑木耳摘去污物，洗净。加水少许，文火煮成羹，服食。

主治：内外痔疮。

方三

组成：芒硝、大黄各 60 克，红花、黄芩、金银花各 30 克。

用法：将上药浸泡 15 分钟，煮沸 25 分钟后全部倒入盆中熏洗肛门，稍冷却后坐浴。每日 1 剂，熏洗 2 次。

主治：内痔外脱及肛门水肿。

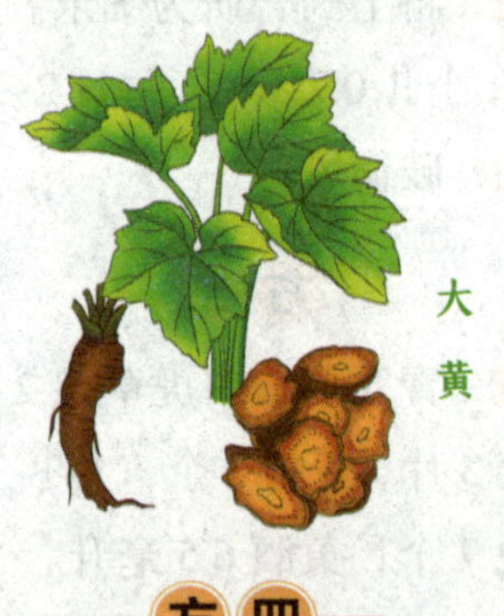

大黄

方四

组成：茄子适量。

用法：将其切片，烧成炭，研成细末。每日服 3 次，每次 10 克，连服 10 天。

主治：内痔。

脱 肛

病症

脱肛是肛管和直肠黏膜层或整个直肠壁脱落，脱出肛外。常见于气血虚弱、代谢减缓、免疫力降低的人群，尤其老人、小孩、久病体虚者。主要表现为肛门脱出、肠道不适等症状。

常用良方

方一

组成：活河蚌 1 只，黄连粉 0.5 克，冰片少许。

用法：将河蚌撬开，掺入黄连粉及冰片，放入碗内待其流出蚌水，用鸡毛扫涂患处。每日数次。

主治：脱肛。

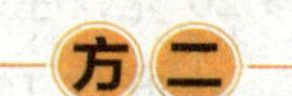

组成：香菜、香菜籽、米醋各适量。

用法：用香菜煮汤熏洗患部，同时用醋煮香菜籽，用布包好后趁热敷患部。

主治：脱肛。

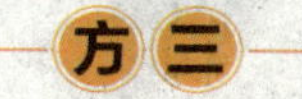

组成：乌梅 30 克，米醋 20 毫升。

用法：将乌梅加水煎煮，取汁放入米醋，趁热熏洗患处，用毛巾将直肠托回肛门内。

主治：脱肛。

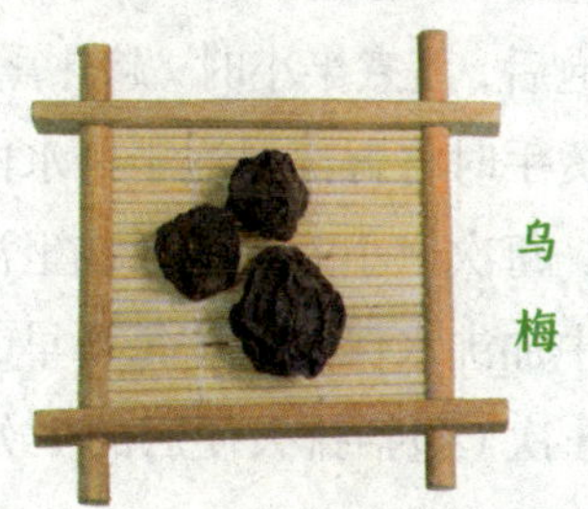
乌梅

方四

组成：五倍子 30~60 克。

用法：将五倍子打碎，加水适量，煎沸 30 分钟，于脱肛时先熏后洗患部。

主治：脱肛。

肛裂

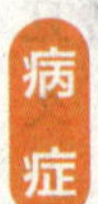

肛裂是肛管皮肤裂开，形成慢性溃疡，多发生在肛管后方。因排便时扩张受损导致撕裂，患者因疼痛避免排便，导致便秘，病情恶化，形成恶性循环，严重影响日常生活。

常用良方

方一

组成： 乳香、没药、红花、桃仁、丝瓜络、艾叶、椿根皮各15克。

用法： 将上药稍加粉碎后，用纱布包住，放脸盆内，加水半脸盆，浸泡后，煎煮半小时，趁热熏洗，不烫手时将臀部浸泡于药水内坐浴，每次半小时（冬天在坐浴过程中加沸水保温）。每日早、晚各1次（包括排大便后的1次）。每剂药可用1~5天。

主治： 肛裂。

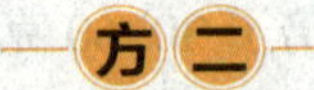

方二

组成： 大黄3克，肉桂4.5克，代赭石2克。

用法： 共研细末，冲服。每日1剂。

主治： 肛裂。

方三

组成： 生地、白芍各30克，槐花、汉防己、甘草各15克，大黄、延胡索各10克。

用法： 每日1剂，水煎服，分2次服。

主治： 肛裂。

方四

组成： 玄参20克，生地15克，麦冬20克，火麻仁15克，冬瓜仁12克，杏仁6克，枇杷叶12克。

用法： 水煎服，每日1剂，饭前服。

主治： 肛裂。

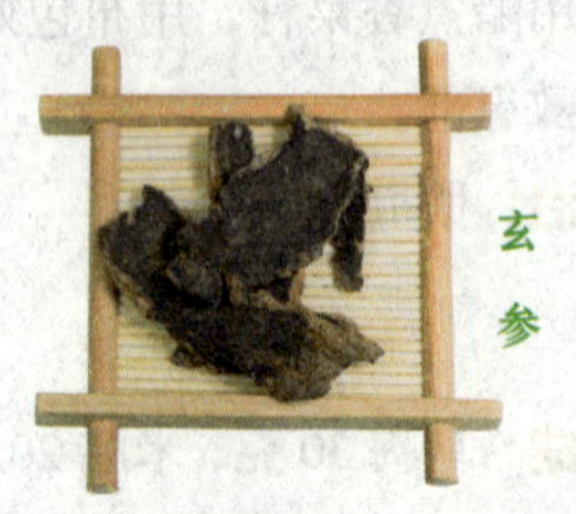

玄参

儿科疾病良方

儿科疾病是指发生在儿童时期的各种疾病，与成人疾病相比有其自身特点。涉及呼吸系统疾病、消化系统疾病、循环系统疾病、泌尿系统疾病、血液系统疾病、神经系统疾病等。常见的儿科疾病有小儿厌食症、小儿肺炎等。

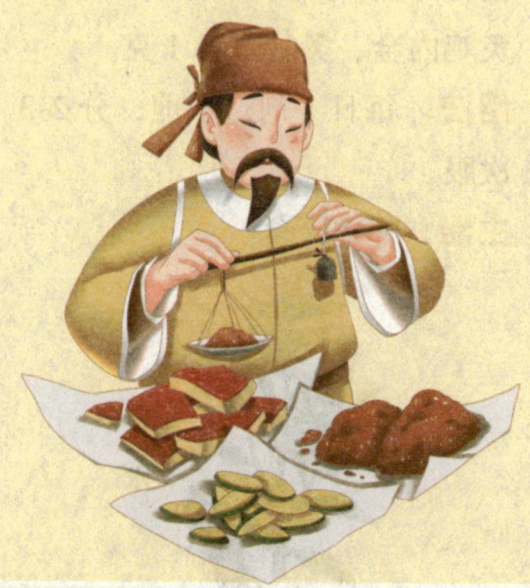

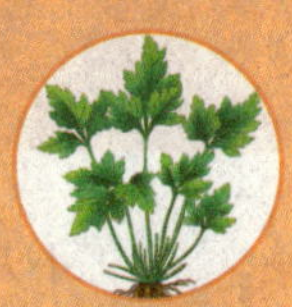

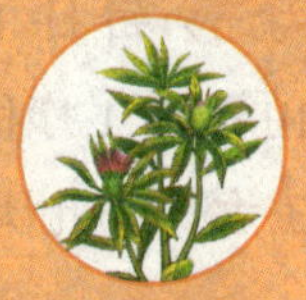

扫码听音频
听书懂养生

小儿厌食症

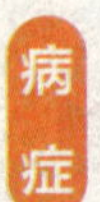
病症

小儿厌食常见于1~6岁儿童，表现为食欲不振，甚至拒食。主要由于喂养不当损伤肠胃等引起，病程长可导致面黄倦怠、消瘦等。中医认为因脾胃气虚或气滞引起。

常用良方

方一

组成：白术、生谷芽、生麦芽、焦山楂各10克，神曲9克，枳实、陈皮各6克。

用法：每日1剂，水煎服。服10剂为1疗程。

主治：小儿厌食。

方二

组成：芦荟1克，胡黄连2克，苍术6克，使君子、党参、山楂各8克。

用法：上药水煎2次，混合药液约100毫升，加少许蔗糖，分多次频服。每日1剂，5剂为1疗程。

主治：小儿厌食。

方三

组成：藿香、半夏、厚朴、山楂、神曲、鸡内金、砂仁各6克，茯苓10克，甘草3克。

用法：每日1剂，水煎2遍，分4~6次服。

主治：食滞厌食。

方四

组成：黄芪、白术、茯苓、黄精各3克，陈皮、青黛各2克，炙鸡内金、炙甘草各1克。

用法：每日1剂，水煎，分2~3次服。

主治：脾虚厌食。

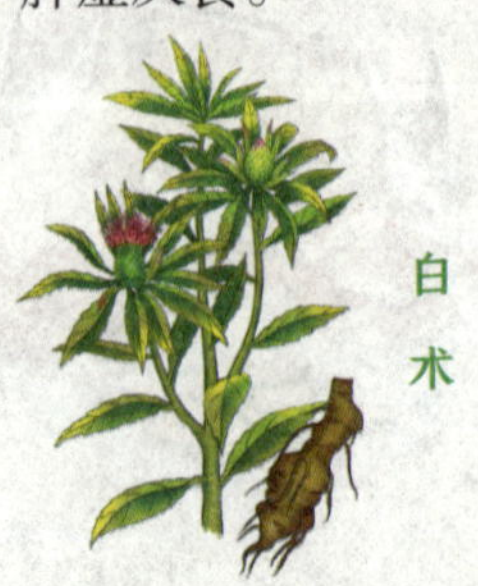
白术

小儿感冒

病症 小儿感冒，表现为发热、面红唇红、五心热、尿少、流涕、烦躁等。感冒引起的发热可伴呕吐、惊风等，若持续高热不退可能引发其他并发症。以冬春季节及气候骤变时发病率较高。

常用良方

方一

组成： 葱白2根，豆豉10克，白米40克。

用法： 按常法煮白粥，临熟前下葱白及豆豉调匀，稍煮片刻即成。

主治： 小儿风热感冒。

方二

组成： 鲜橄榄30克，生萝卜250克。

用法： 洗净，萝卜切片，橄榄洗净切开水煎，去渣。代茶饮。

主治： 小儿流行性感冒。

方三

组成： 生姜15~30克，红糖20克。

用法： 将生姜洗净，切片，捣烂，和红糖水煎。趁热饮用，每次服50~100毫升。服后盖被见微汗。

主治： 小儿风寒感冒。

方四

组成： 吴茱萸、山栀子各20克。

用法： 上药研为细末，用食醋调成糊状，敷于涌泉穴，再用纱布包扎固定。每4小时换药1次，连用2~3天。

主治： 小儿发热。

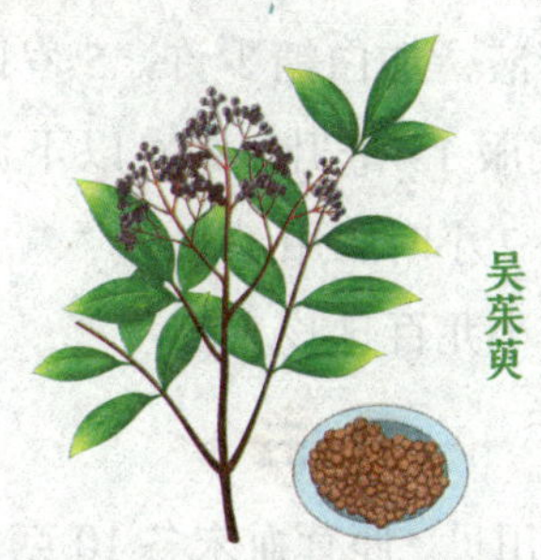

小儿咳嗽

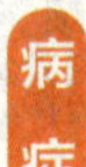

小儿咳嗽是常见肺部疾患，可分为有痰咳嗽和无痰咳嗽。气候变化容易影响肺部，外感和内伤是主要原因。外感由六淫侵袭引起，内伤则因脏腑功能失调所致，咳嗽常伴有呼吸不畅、气促等症状。

常用良方

方一

组成：鸭梨3个，大米50克。

用法：先将鸭梨用水洗净，然后放在适量的水中煎煮半小时，将梨渣捞去不用，然后再加入米粥。趁热食用。

主治：小儿肺热咳嗽。

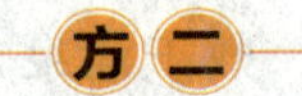

组成：大蒜60克，白糖适量。

用法：将大蒜去皮，切碎，加冷开水300毫升，浸泡10小时，滤取清液，加白糖少许。5岁以上每次服15毫升，5岁以下减半，每2小时服用1次。

主治：小儿百日咳。

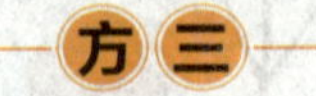

组成：川贝、鹿茸血末各10克，冰糖50克，雪梨1个。

用法：将梨去皮切片，川贝、鹿茸血末撒在中间，文火炖熟后，加入冰糖，待溶化后，每天分3次将汁饮下，并食梨片。

主治：小儿咳嗽。

方四

组成：生石膏30克，鱼腥草15克，杏仁10克。

用法：水煎服。

主治：肺胃热盛型咳嗽。

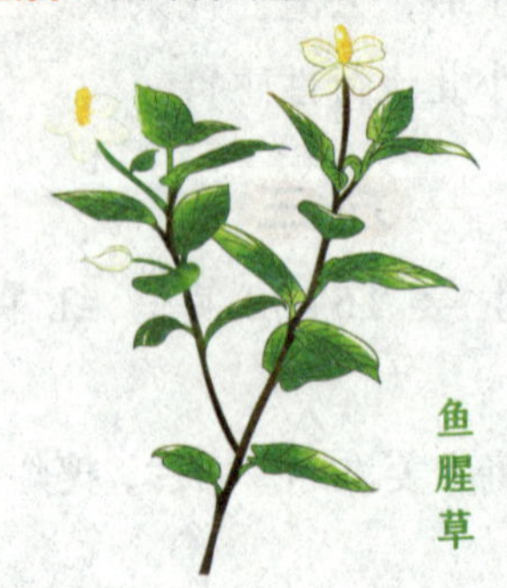

小儿肺炎

病症

小儿肺炎常由上呼吸道感染或支气管炎引起，表现为发热、咳嗽、食欲差等。中医认为由痰热或邪热闭肺所致，严重时可导致呼吸困难、心率加快、肝大等。若治疗不及时可致生命危险。

常用良方

方一

组成：大黄1克，贝母10克。

用法：上2味药为散，蜂蜜调和，白开水冲服。

主治：初生小儿肺炎。

方二

组成：鱼腥草、鸭跖草、半枝莲、夏枯草各15克。

用法：水煎服，每日1剂，分3次服。

主治：小儿肺炎。

方三

组成：黄芩、黄连、大黄各10克。

用法：共研细末，用热酒调成糊状，涂敷在前胸剑突部，约2小时去药，重者可换药再敷。

主治：肺炎高热者。

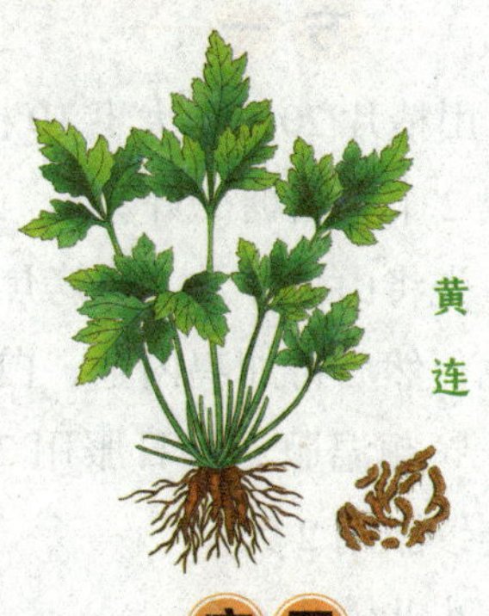

方四

组成：地胆草50克，吊兰花40克，甘草10克。

用法：吊兰花为鲜品，洗净切段水煎内服。每日1剂，每剂服3次。

主治：肺炎。

方五

组成：芥末泥或松节油适量。

用法：敷胸背部。

主治：肺炎。

小儿消化不良

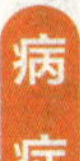

消化不良是食物未能完全消化吸收的病症，表现为腹部不适、食欲减退、腹胀等。重者可出现大便稀水样，长期得不到足够营养可导致体形消瘦，影响健康。

常用良方

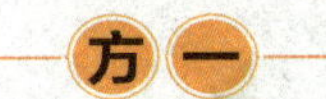

方一

组成：山楂片 20 克，大枣 10 枚，鸡内金 2 个，白糖少许。

用法：先将山楂片及大枣烤焦至黑黄色，然后再加鸡内金、白糖煮水。频频温服，每日服用 2~3 次，连续服用 2 天。

主治：小儿消化不良。

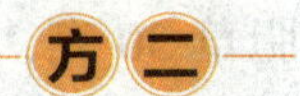

方二

组成：鹧鸪菜（干品）、鸡内金各适量。

用法：共研为细末备用。每次 3 克，每日服 2 次，开水冲服。

主治：食欲不振，消化不良。

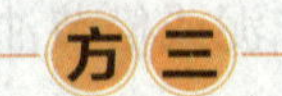

方三

组成：大葱 1 根，鲜姜 30 克，茴香粉 15 克。

用法：葱、姜洗净，切碎捣烂如泥，加入茴香粉搅拌均匀后，炒至温热（不伤皮肤为度）。以纱布包好，敷于脐部，每日 1~2 次，直至痊愈。

主治：小儿消化不良。

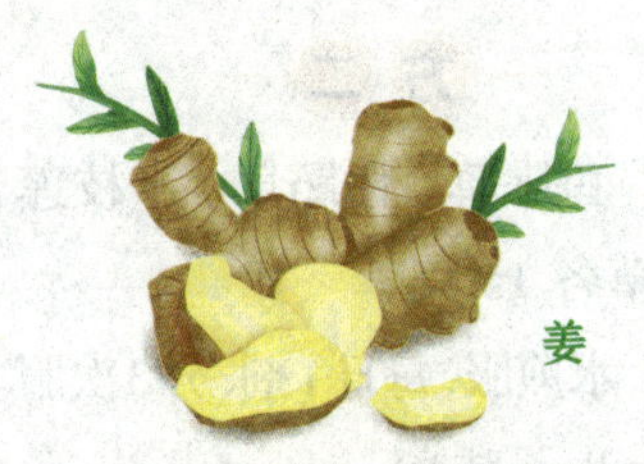

方四

组成：山楂（去核）、山药、白糖各适量。

用法：先将山楂、山药洗净后蒸熟，等凉后加白糖搅拌均匀，压成薄饼即可食之。

主治：小儿消化不良。

小儿腹泻

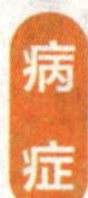

小儿腹泻常由病毒、细菌等感染引起，表现为水样或带脓血的腹泻，伴有呕吐、腹痛、发热、脱水等症状。常见于气候变化、肠道菌群紊乱等因素。需要及时补充水分，避免脱水。

常用良方

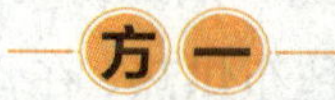

组成： 苹果1个。

用法： 先将苹果切成薄片状，然后放于大瓷碗中盖好，放在锅中隔水蒸熟，最后取出捣成泥状，喂幼儿服食。

主治： 单纯性良性腹泻、口渴。

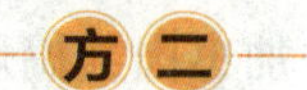

组成： 胡萝卜100克。

用法： 先将胡萝卜放入锅中煮熟后，取出捣碎挤汁，然后加水1酒杯，再放入少许红糖。按日常奶量喂，1~2小勺即可。

主治： 婴幼儿腹泻。

方三

组成： 炮姜炭50克，焦山楂100克。

用法： 将炮姜炭和焦山楂研成细末。每日3次，1次1~2克。

主治： 婴幼儿腹泻。

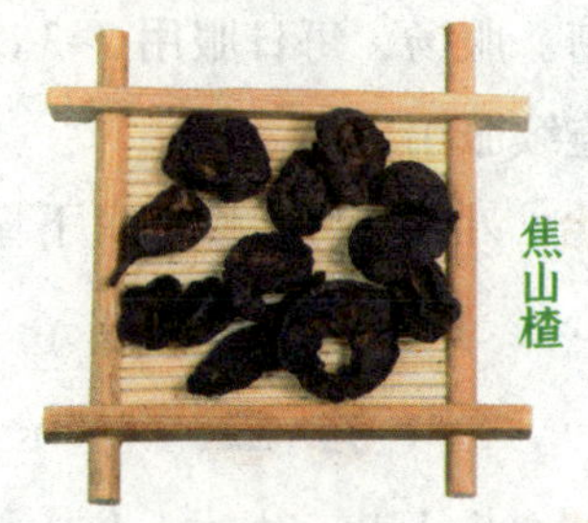

方四

组成： 绿豆粉9克，鸡蛋清1个。

用法： 把绿豆粉和鸡蛋清调和做成饼。对于呕吐者，可以将其贴在囟门上；对于腹泻者，可以将其贴在足心上。

主治： 婴幼儿上吐下泻。

小儿痢疾

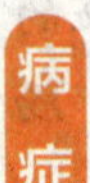

痢疾是由痢疾杆菌引起的肠道传染病，常见于儿童，表现为高热、精神萎靡、腹泻等。病程急剧，感染中毒症状严重，若未及时治疗，病情迅速恶化，病死率较高。

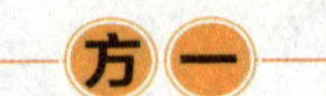

常用良方

方一

组成： 冰糖 20 克，葵花子 50 克。

用法： 先用开水冲烫葵花子，然后放入锅中煮 1 小时，最后加入冰糖。服汤，每日服用 2~3 次，可连续服用。

主治： 小儿血痢之腹痛下坠，恶心。

方二

组成： 生大黄、木香、焦山楂、枳壳、黄柏、槟榔各 10 克，黄连 3 克。

用法： 每日 1 剂，水煎频服。

主治： 小儿急性菌痢。

方三

组成： 香白芷、干姜各 3 克。

用法： 共研细末，以蜜调膏。先用酒洗肚脐，后贴此膏，以布束住，再将毡布烘热，在膏上熨之，气通即愈。

主治： 小儿痢疾。

方四

组成： 绿豆 3 粒，巴豆 10 粒，枣 2 枚。

用法： 将绿豆、巴豆用布包好捣成细末，加枣肉共捣烂如泥。贴于肚脐眼的下部。

主治： 小儿痢疾。

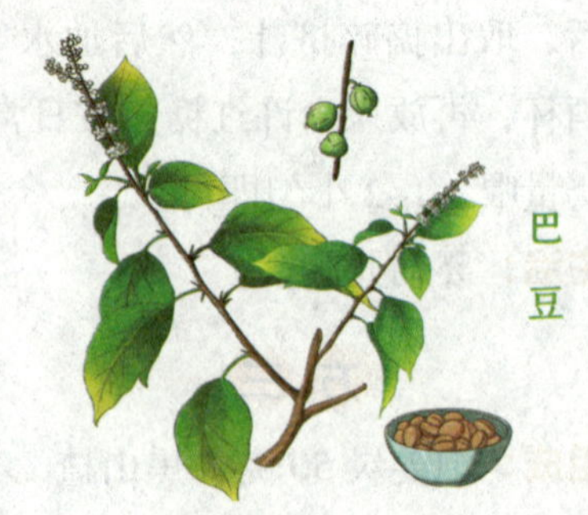

妇科疾病良方

妇科疾病是女性生殖系统特有的疾病，包括卵巢、子宫、外阴、阴道等部位的病变。常见的妇科疾病有痛经、闭经、阴道炎、盆腔炎等。

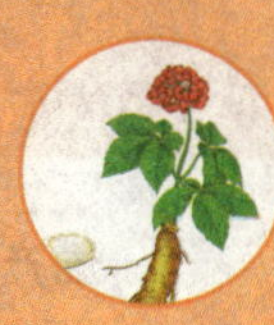
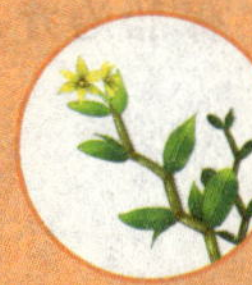

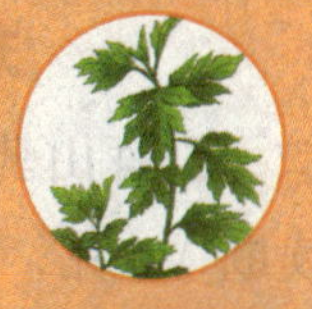
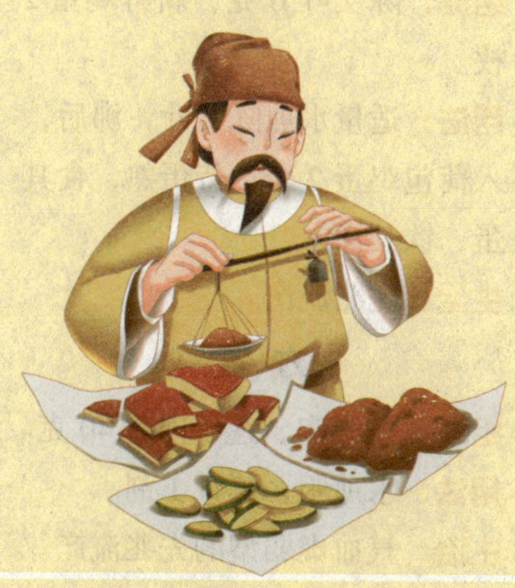

扫码听音频
听书懂养生

流产

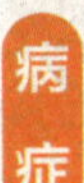

流产是指妊娠2~3月内，体质虚弱或外伤引起的阴道流血，严重者伴有下腹、腰部疼痛，通常为先兆性流产。若及时休息并配合保胎治疗，可度过孕期。习惯性流产通常与肾虚或怀孕间隔短有关。

常用良方

方一

组成：玉米嫩衣（紧贴米粒之嫩皮）。

用法：怀孕后每天以1个玉米嫩衣煎汤。代茶饮，饮到上次流产期则用量加倍，一直服至分娩为止。

主治：习惯性流产。

方二

组成：鲜山药90克，杜仲（或续断）6克，苎麻根15克，糯米80克。

用法：杜仲和苎麻根用纱布包好，糯米洗净，共煮成粥后服用。

主治：习惯性流产或先兆流产。

方三

组成：熟地、鹿茸、菟丝子、巴戟天各20克，人参、枸杞子各15克，续断、杜仲各10克。

用法：每日1剂，水煎服。

主治：习惯性流产。

方四

组成：陈艾叶6克，新鲜鸡蛋2枚。

用法：适量水煎陈艾叶，沸后，入荷包鸡蛋2个，待蛋熟，食其蛋，饮其汤。

主治：先兆流产。

方五

组成：龙眼肉、莲子肉各40克。

用法：水煎服，每日1剂。

主治：气血虚弱型的先兆流产。

痛经

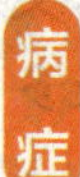

痛经是指经期前后或月经期间出现腹痛等不适症状。痛经分为功能性痛经和继发性痛经。前者通常见于未婚或未孕女性，且生育后有所缓解；后者由子宫内膜异位、子宫肌瘤等引起。

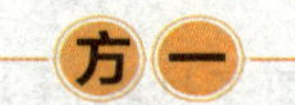

常用良方

方一

组成： 山楂 30 克，当归片 15 克，红糖适量。

用法： 水煎 2 次，每次用水 300 毫升，煎半小时，2 次混合，去渣，下红糖，继续煎至糖溶。分 2 次服，连服 7 天。

主治： 寒湿凝滞型痛经。

方二

组成： 益母草 500 克，归身、木香、川芎、赤芍各 30 克。

用法： 上药研为末，炼蜜为丸服下。

主治： 痛经。

方三

组成： 生姜 15 克，艾叶 10 克，鸡蛋 2 枚。

用法： 将生姜、艾叶、鸡蛋洗净后放进锅内，煮开，等鸡蛋熟后再去壳煮 5 分钟，之后就可以吃蛋喝汤。每日 1 剂。

主治： 寒湿凝滞型痛经。

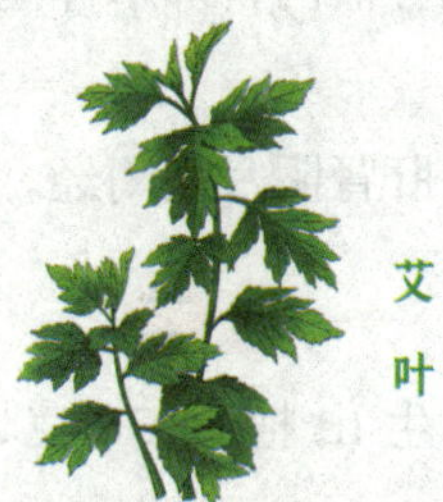

艾叶

方四

组成： 艾叶 9 克，生姜 2 片，红糖 100 克。

用法： 共水煎。早晚分服。每于月经前 3~4 日开始服，来经停服。连用 3~4 个月经周期。

主治： 经前腹痛。

闭经

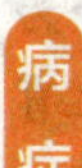

闭经指的是16周岁后无月经来潮，或月经周期已经建立后又停止来潮，后者一般要连续6个月无月经来潮才算闭经。闭经是多种疾病导致的女性体内病理生理变化的外在表现。

常用良方

方一

组成： 枸杞子30克，女贞子24克，红花10克。

用法： 将以上3味药放入茶壶中或其他容器内，沸水冲泡。每日1剂。

主治： 肝肾阴亏型闭经。

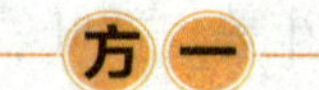

方二

组成： 生山楂肉30克，红糖少许。

用法： 水煎服，每日1剂，连服6~7剂。

主治： 气滞血瘀型闭经。

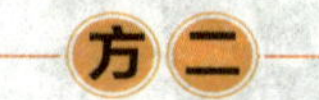

方三

组成： 核桃仁50克，栗子60克，白糖少许。

用法： 把栗子炒熟后去掉壳和外皮，并与核桃仁混同研末，最后把白糖掺进粉末中即药成。开水冲服，每日1剂。

主治： 肝肾阴亏型闭经。

方四

组成： 桑葚25克，红花5克，鸡血藤20克，黄酒少许。

用法： 将以上几味药材用水煎服，每日1剂，分2次服。

主治： 气血虚弱型闭经。

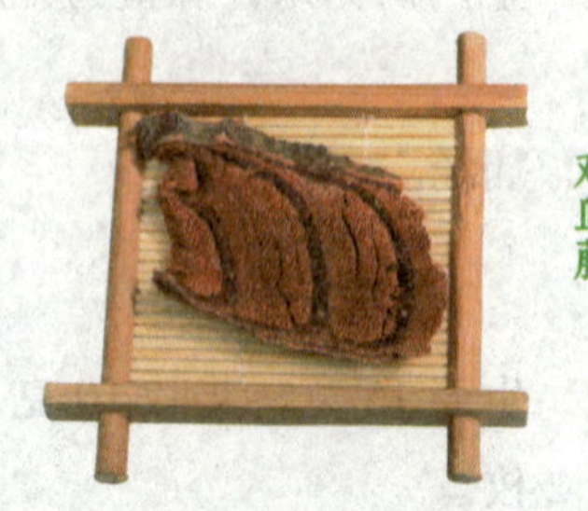

鸡血藤

阴道炎

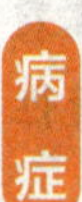

病症

阴道炎由阴道酸碱度改变或局部黏膜破损引起，常见症状为外阴瘙痒、白带增多、性交痛等。病因通常是细菌、霉菌、滴虫等感染。中医认为，阴道炎多由脾虚湿热、肝肾阴虚等引起。

常用良方

方一

组成： 蛤蚧粉20克，冰片、雄黄各5克。

用法： 共研细末，用菜油调匀涂阴道壁。每日1次。

主治： 霉菌性阴道炎。

方二

组成： 蛇床子30克，黄柏、苦参各12克，雄黄、鹤虱各10克。

用法： 每日1剂，加水2500毫升煎取溶液2000毫升。分2次外洗。

主治： 阴道炎。

方三

组成： 去皮鸦胆子20个。

用法： 将去皮鸦胆子洗净，加水适量，煎熟，取汁，将药汁倒入消毒碗内。用消毒的注射器将药汁注入阴道，每次约30毫升。症状轻者每日1次，症状重者每日2~3次。

主治： 滴虫性阴道炎。

方四

组成： 蛇床子、百部、苦参、白鲜皮、鹤虱、蒲公英、地丁、黄柏各30克，川椒15克，枯矾10克。

用法： 将上药浓煎成500毫升药液作为阴道冲洗液。每日1次，每6次为1疗程。

主治： 阴道炎。

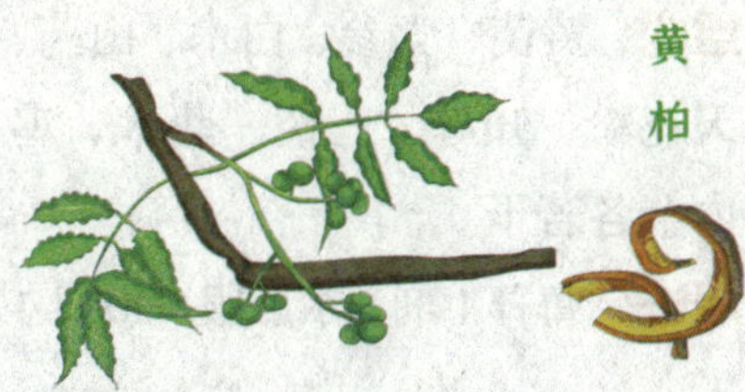

黄柏

盆腔炎

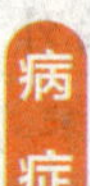

盆腔炎是指女性生殖器官、子宫周围及盆腔腹膜的炎症，常表现为腹痛、阴道分泌物增多等症状。若不及时治疗，可能引发慢性盆腔痛、输卵管不通等，严重影响生育功能。治疗应针对病因。

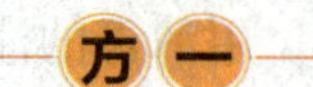

常用良方

方一

组成： 西瓜、冬瓜各1000克。

用法： 将西瓜和冬瓜洗净切碎，捣烂，取汁混匀后饮服。每日1剂。

主治： 湿热型盆腔炎。

方二

组成： 山楂35克，佛手18克，苦荬菜60克。

用法： 将以上3味加水煎服。每日1剂，分2次服，连服7~8日。

主治： 湿热型盆腔炎。

方三

组成： 黄芪、党参、白术、山药、天花粉、知母、三棱、莪术、鸡内金各若干。

用法： 每日1剂，水煎服。10日1疗程，观察3疗程。

主治： 慢性盆腔炎。

方四

组成： 熟地黄30克，粳米55克，陈皮末5克。

用法： 将切成片的地黄加水煎汤，取浓汁，兑入煮熟的粳米粥内，然后放入陈皮末，加火煮二三沸即可。每天1剂，连服10日为1疗程。

主治： 肾阴虚型盆腔炎。

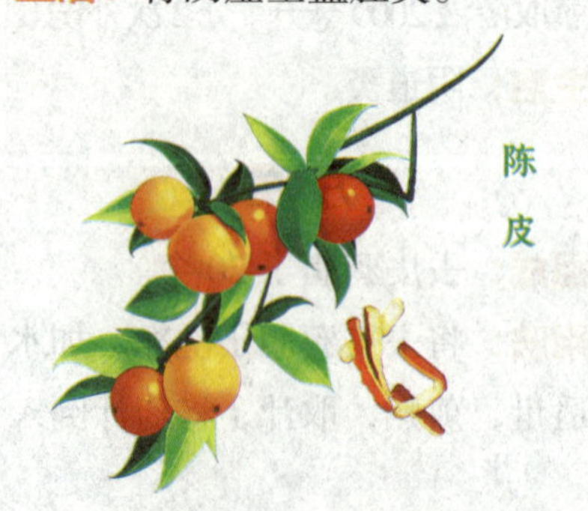

陈皮

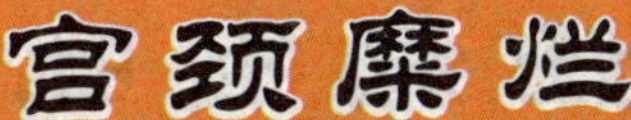

宫颈糜烂

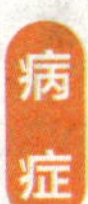

宫颈糜烂是宫颈外口的部分组织因分娩、流产后感染引起的疾病。常表现为白带增多、腰痛、性交时疼痛等症状。中医认为气血亏虚、湿热下注为主因，治疗侧重于健脾祛湿、调理气血等方法。

常用良方

方一

组成：五倍子 50 克。

用法：将五倍子研成极细粉末，加入适量水炖熟，搅成糊状涂抹在患处。

主治：宫颈糜烂。

方二

组成：新鲜鸡蛋 1 枚。

用法：将鸡蛋用消毒水洗净，取蛋清。将阴道用高锰酸钾溶液冲洗干净，将线扎纱布棉球蘸上鸡蛋清后塞入子宫颈口（并将扎棉球之线头留在阴道口以外，以利于棉球取出），过 5 小时后取出。每日换 1~2 次。月经来潮时停止治疗。

主治：宫颈糜烂。

方三

组成：博落回、苦参各 3 克，大黄、黄柏、贯众、苍术各 15 克，生甘草、白芷各 10 克。

用法：水煎，每日 1 剂，冲洗阴道 2 次。

主治：宫颈糜烂。

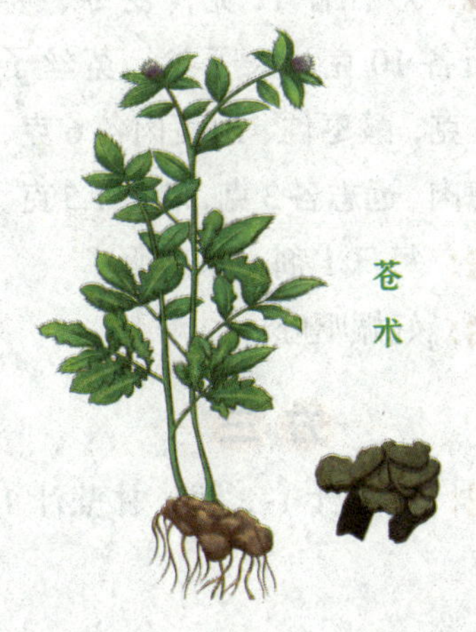

苍术

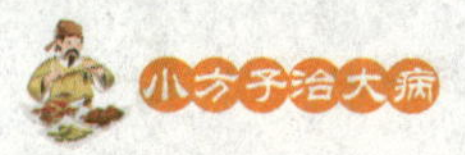

妊娠呕吐

病症 妊娠呕吐是指妇女怀孕后由于体内人绒毛膜促性腺激素（HCG）增多而引起的胃肠道功能的不良反应，可出现食欲不振、偏食、厌恶油腻、恶心、呕吐等症状。

常用良方

方一

组成：鲜芹菜根10克，甘草15克，鸡蛋1枚。

用法：芹菜根、甘草先煎汤，水沸后打入鸡蛋冲服。

主治：妊娠呕吐。

方二

组成：炒杜仲12克，麦冬、姜竹茹各10克，太子参、菟丝子各9克，酸枣仁、山萸肉各6克，乌梅肉、远志各3克，砂仁1.5克。

用法：每日1剂，水煎服。

主治：妊娠呕吐。

方三

组成：生姜汁1~2匙，甘蔗汁1大杯。

用法：将上2味搅匀，加热后温服。每日1~2剂。

主治：妊娠呕吐。

方四

组成：炒白术15克，橘红、当归、炒香附、厚朴、竹茹、白参、沙参、石斛、生姜各10克，甘草、砂仁各5克。

用法：每日1剂，水煎服。

主治：妊娠呕吐。

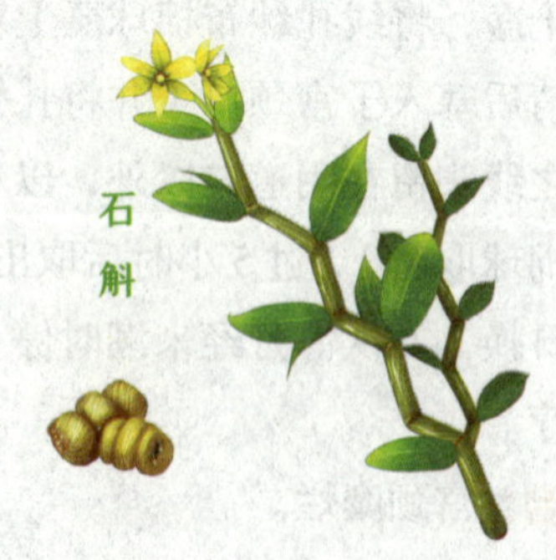

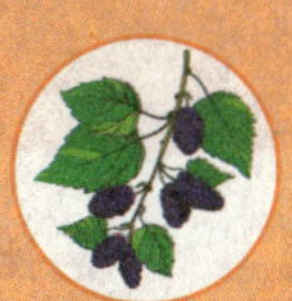

五官科疾病良方

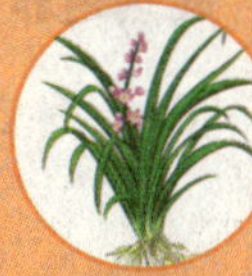

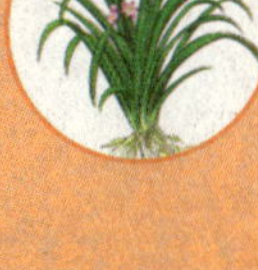

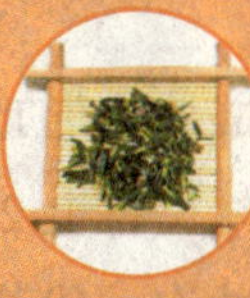

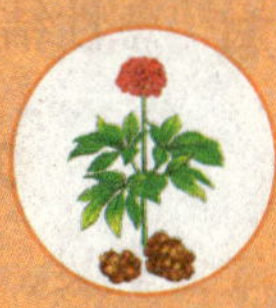

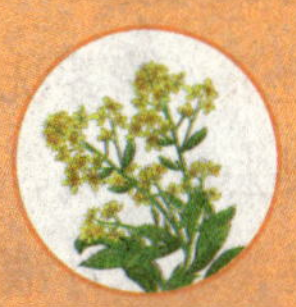

五官科疾病主要涉及眼、鼻、耳、咽、喉以及口腔等部位的疾病。如常见的有耳部疾病中耳炎、耳鸣，鼻部疾病鼻炎、鼻窦炎，咽喉部疾病咽喉炎、扁桃体炎，眼部疾病结膜炎、白内障，口腔疾病口腔溃疡，等等。

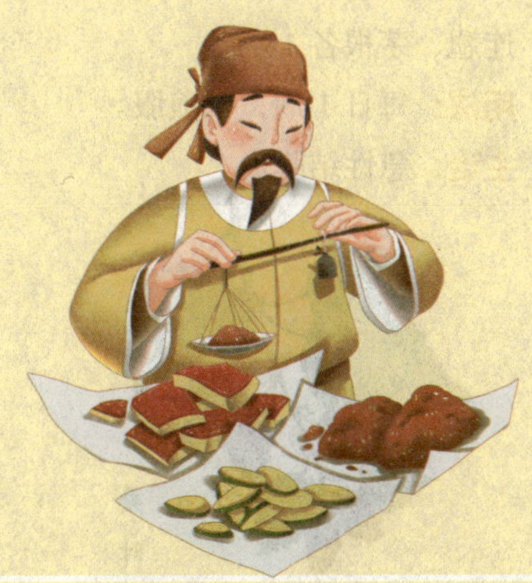

急性结膜炎

病症 急性结膜炎是由细菌或病毒引发的眼部感染，常表现为眼睛红肿、刺痒、畏光等症状，视力通常不受影响。此病传染性强，多由风热之邪、风热相搏引起。治疗应注意控制感染，缓解症状。

常用良方

方一

组成： 菊花 15 克，龙井茶 5 克。

用法： 将上 2 味置入杯中，以沸水冲泡，代茶饮。每日 1~2 剂。

主治： 急性结膜炎。

方二

组成： 雪梨、荸荠各 300 克，白糖 50 克。

用法： 荸荠洗净，去皮切片；雪梨去皮、核，切片，将二者共捣烂，绞取汁液，倒入碗内，加入适量白糖及凉白开，调匀后即可饮用。每日 1~2 剂。

主治： 急性结膜炎。

方三

组成： 菊花 20 克，粳米 100 克。

用法： 将菊花研为细末，置入八成熟的粳米粥内，至粥熟即成。每日 1 剂。

主治： 急性结膜炎。

方四

组成： 菊花、密蒙花、谷精草、桑叶、生地、赤芍各 9 克，山栀、川黄连、桔梗各 6 克，金银花、连翘、茅根各 15 克。

用法： 每日 1 剂，水煎服。

主治： 急性结膜炎。

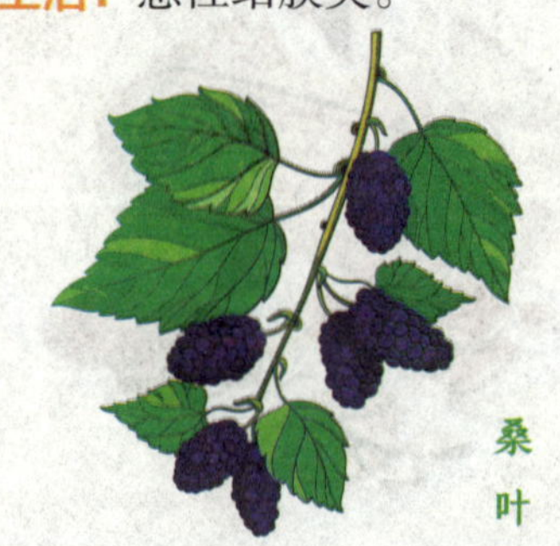
桑叶

耳 鸣

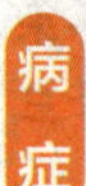

病症

耳鸣表现为自觉耳内鸣响，音调如蝉鸣、汽锅声等，可能是间歇性或持续性的。引起耳鸣的原因很多，常见的有耳病、高血压、贫血等。中医认为耳鸣多与肝胆风火上逆、肾气虚弱等有关。

常用良方

方一

组成： 芹菜100克，槐花20克，车前（包）20克。

用法： 水煎服，每日2次。

主治： 耳鸣。

方二

组成： 乌雄鸡1只。

用法： 以无灰酒4斤煮熟，煮食3~5只，甚有效果。

主治： 肾虚耳鸣。

方三

组成： 三七花20克，酒酿60克。

用法： 一同放入碗中，隔水蒸熟。分2次连渣服，连服5~7天。

主治： 耳鸣。

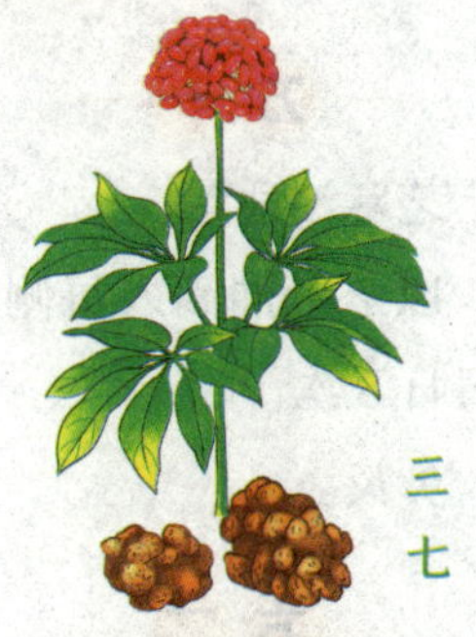

三七

方四

组成： 鸡蛋2个，青仁豆60克，红糖60克。

用法： 加水煮熟，空腹服用。每日1剂。

主治： 耳鸣。

方五

组成： 白果10克，枸杞子30克。

用法： 水煎服，每日2~3次。

主治： 耳鸣。

鼻 炎

病症 鼻炎分为急性和慢性两种类型。急性鼻炎多由病毒或细菌感染引起，表现为流鼻涕、鼻塞等症状。中医认为鼻炎与肺、脾、肾三脏虚损相关，治疗应注重健脾、补肾、清肺等方法。

常用良方

方一

组成： 芝麻油适量。

用法： 以芝麻油滴入每侧鼻腔 3 滴，每日 3 次。

主治： 鼻炎。

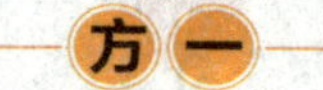

方二

组成： 七叶一枝花 15 克，生麻黄 6~10 克，辛夷花、苍耳子、石菖蒲、鬼箭羽、天葵子各 10 克，细辛 3 克。

用法： 水煎服，每日 1 剂。

主治： 慢性鼻炎。

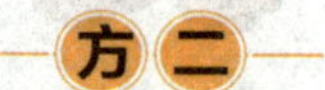

方三

组成： 丝瓜藤 15 克，荷蒂 5 枚，金莲花 6 克，龙井茶 1.5 克。

用法： 每日 1 剂，水煎服。

主治： 慢性单纯性鼻炎或儿童鼻炎。

方四

组成： 细辛 1 克，牙皂 1 克。

用法： 共研为末，细管吹药入鼻内。每日 1~2 次。

主治： 鼻腔炎症，急慢性鼻炎。

方五

组成： 金银花 20 克，苍耳子、连翘各 12 克，辛夷花、炒山栀、黄芩、炒杏仁、桔梗、野菊花各 10 克，白芷、薄荷各 6 克，葱白带须 3 个。

用法： 水煎服，每日 1 剂。

主治： 急、慢性鼻炎。

咽喉炎

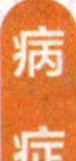

病症 咽喉炎是咽喉部黏膜的炎症，初期表现为发热、咽部干燥、刺痒，后期会伴随咽痛、吞咽不适。严重时可有畏寒、发热等全身症状。中医认为风热、风寒、肝郁、阴虚等多种原因均可引起此病。

常用良方

方一

组成：鲜藕片10克，粳米15克，绿豆45克，白糖适量。

用法：将藕片、粳米、绿豆全放入锅中，加水1100毫升，大火煮沸，文火慢熬成粥，加白糖，调匀。分2~3次空腹服。

主治：急性咽喉炎。

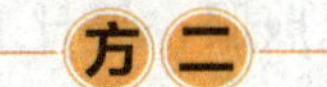

方二

组成：金银花10克，甘草5克，荸荠16个。

用法：加水1000毫升，水煎服及含漱用。

主治：咽喉炎。

方三

组成：蒲公英50~75克，板蓝根35克。

用法：水煎，每日1剂，分2次服。

主治：咽喉炎。

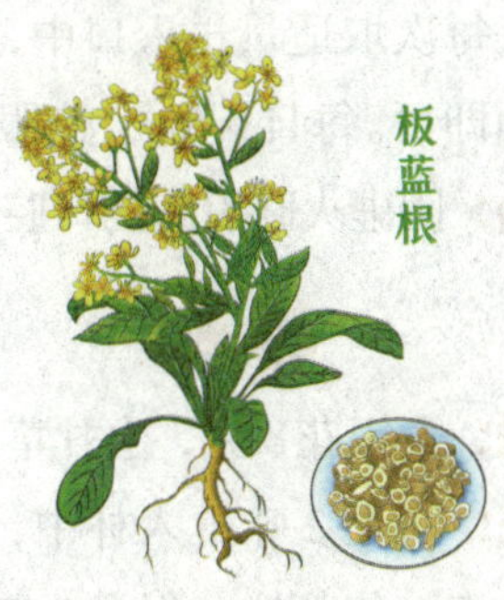

方四

组成：稻草1撮，醋少许。

用法：将稻草烧灰，研粉加醋调匀，擦入鼻中或灌入喉中，吐出痰涎即愈。

主治：喉炎、咽炎。

口腔溃疡

病症 口腔溃疡（俗称口疮）是常见的口腔黏膜溃疡，常伴有剧烈的灼痛感，影响到饮食和说话。该病可出现在舌头、颊黏膜等部位，严重时可能合并口臭、头痛、发热等症状。其发病原因较为复杂。

常用良方

方一

组成：蜂蜜、可可粉各适量。

用法：用蜂蜜将可可粉调成糊状，每次取适量送入口中，徐徐吞咽即可。每日3~5次，连服5日。

主治：阴虚火旺引起的口腔溃疡。

方二

组成：金银花8克，生甘草3克。

用法：将上2味置入杯中，以沸水冲泡，代茶饮。每日1剂。

主治：心火上炎引起的口腔溃疡。

方三

组成：茶叶1小袋。

用法：将煮沸的茶叶水冷却后，涂在嘴唇的疱疹处；或者将1小袋茶叶放在水中煮沸，然后取出冷却，贴附在嘴唇疱疹处。4~5天后，炎症即可消退。

主治：疱疹病毒引起的嘴唇疱疹。

方四

组成：生黄芪25克，青黛粉6克，蒲公英、麦冬、北沙参、玄参各12克，怀山药、生地各15克，白术10克。

用法：水煎服，每日1剂，分2次服用。

主治：复发性口疮。

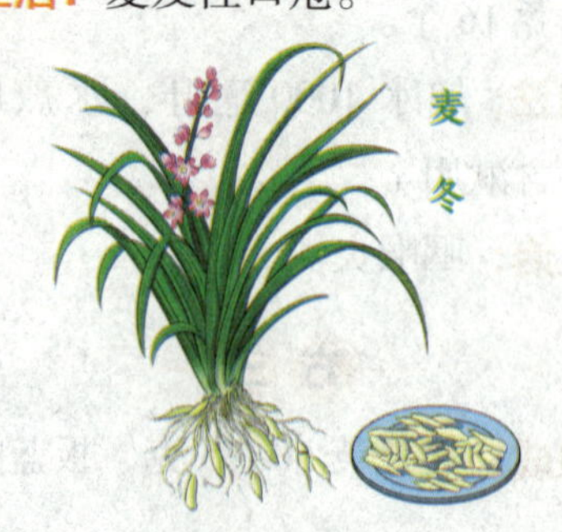

 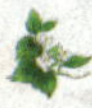

口臭

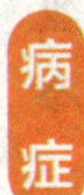

口臭是由于胃肠积热、口腔疾病或慢性病引起的口中发出的难闻气味，常伴有龋齿、牙周炎、鼻窦炎等问题。中医认为，肺胃郁热、外邪上攻会导致口臭，伴有咽喉红肿、舌红、脉细数等症状。

常用良方

方一

组成： 荷叶 5~7 克。

用法： 将荷叶放入杯中，用沸水冲泡，候凉，代茶饮用。每日 2 剂。

主治： 口臭。

方二

组成： 桂花 3 克，绿茶或红茶 1 克。

用法： 将上 2 味放入杯中，用沸水冲泡，候温，含漱后徐徐咽下。每日 1~2 剂。

主治： 口臭，牙痛。

方三

组成： 鲜芦根 30~50 克，冰糖适量。

用法： 水煎服。每日 1 剂。

主治： 口臭。

方四

组成： 莲子心 3~5 克。

用法： 将莲子心放入杯中，以沸水冲泡，代茶饮。每日 1~2 剂。

主治： 口臭。

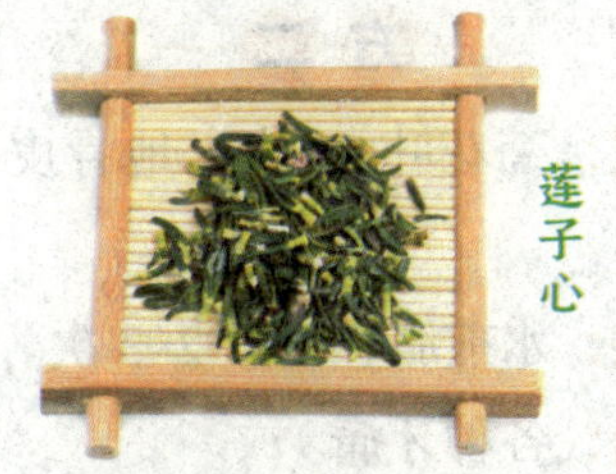

莲子心

方五

组成： 茶叶适量。

用法： 将茶叶放入口中，细细咀嚼，可暂时消除口臭。每日数次。

主治： 口臭。

牙痛

病症

牙痛是常见的口腔疾病，为常因牙龈炎、龋齿或牙裂导致剧烈的疼痛。牙痛还可能伴有牙龈肿胀、口渴、口臭等症状，且常在冷热刺激时疼痛加剧。根本原因是牙神经感染或局部炎症。

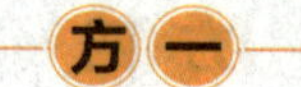

常用良方

方一

组成： 咸鸭蛋 2 个，韭菜 90 克，食盐 9 克。

用法： 用水煎后，空腹 1 次服。

主治： 牙痛。

方二

组成： 菊花叶 30 克，地骨皮 30 克。

用法： 水煎服，每日 2~3 次。

主治： 各种牙痛。

方三

组成： 白芷 35 克，冰片 0.8 克。

用法： 白芷研末，加冰片，放到牙洞内或牙缝中。

主治： 各种牙痛。

方四

组成： 槐枝 30 克，花椒 15 克。

用法： 水煎漱口，每日 2~3 次。

主治： 牙痛。

方五

组成： 杏仁 10~15 枚。

用法： 将杏仁烧焦研成细末，塞龋洞中。

主治： 龋齿疼痛。

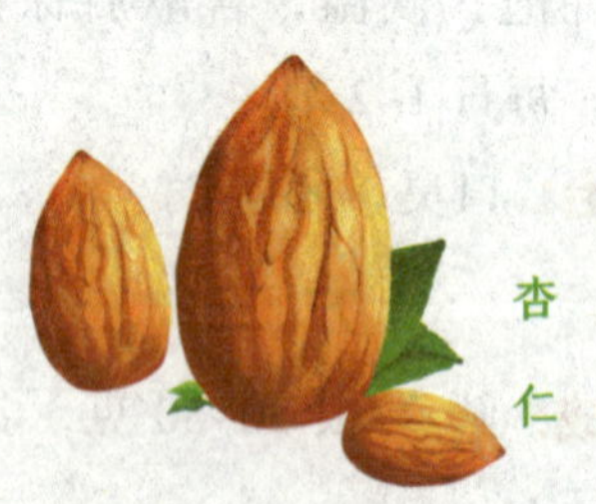
杏仁

皮肤科疾病良方

皮肤科疾病是指发生在皮肤及皮肤附属器（如指甲、毛发等）的各种疾病。种类较多，可分为感染性皮肤病、变态反应性皮肤病、自身免疫性皮肤病等。常见的皮肤科疾病有白癜风、湿疹、荨麻疹等。

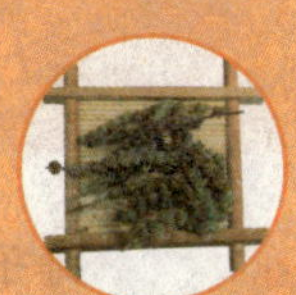
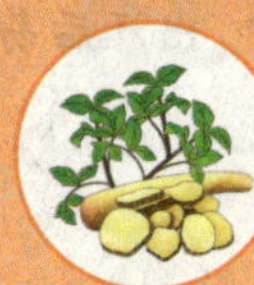
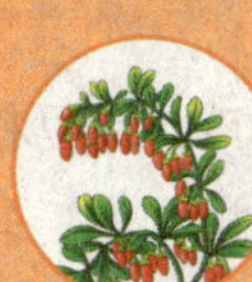
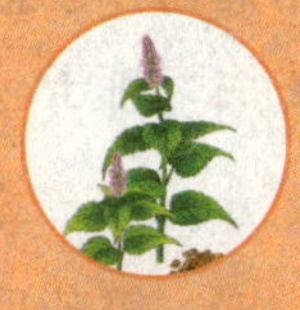
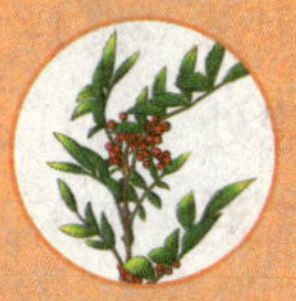
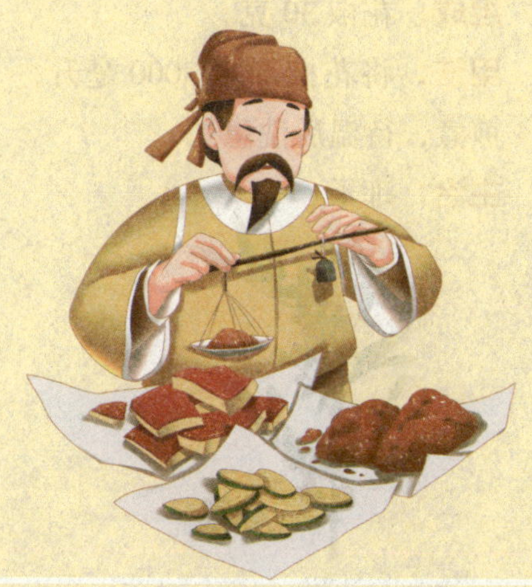

扫码听音频
听书懂养生

痱子

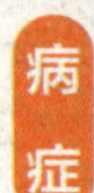

痱子也叫粟粒疹，是夏季或湿热环境下一种常见的表浅性、炎症性皮肤病。主要表现为皮肤上出密集的小丘疹、小水疱或脓疱，出汗后易增多，伴随瘙痒、疼痛或灼痛，好发于皮肤皱褶部位。

常用良方

方一

组成： 绿豆粉30克，滑石15克，黄柏9克，轻粉6克。

用法： 上药研为细末。以软绢帛蘸药扑于患处。

主治： 痱子。

方二

组成： 鲜苦瓜叶适量。

用法： 捣烂如泥，挤汁，涂搽患处。每日3次。

主治： 痱子。

方三

组成： 鲜马齿苋150克。

用法： 将马齿苋切碎，加水200毫升，煎15分钟，弃渣取汁，凉后外涂。每日5~6次。

主治： 痱子。

方四

组成： 枸杞梗（带叶）适量。

用法： 将枸杞梗及叶洗净，放入锅内加水煮1小时，晾凉，冲洗身上的痱子。每日2次。

主治： 痱子，疮疖。

方五

组成： 花椒30克。

用法： 将花椒加水3000毫升，煎煮，待温后洗患处。

主治： 痱子。

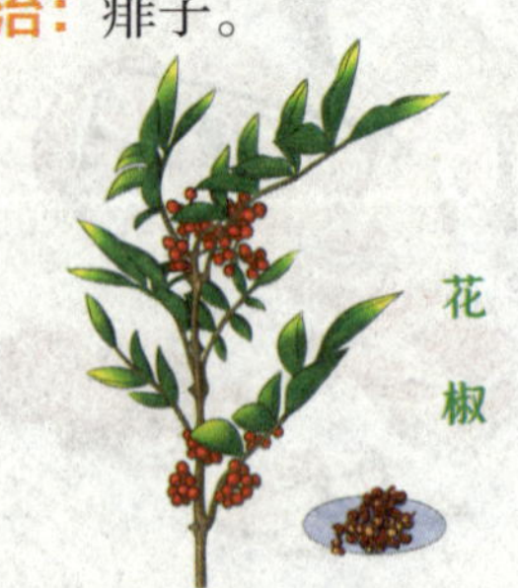

 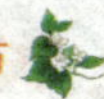

雀斑

病症 雀斑主要在女性皮肤暴露部位出现，通常为褐色小斑点，夏季尤为明显。与阳光暴晒有关，也与遗传因素、肾水不足及风邪凝滞相关。雀斑主要影响容貌，但不会对健康产生严重影响。

常用良方

方一

组成：桃花、冬瓜仁各等份，蜂蜜适量。

用法：将桃花阴干，研成细粉，冬瓜子去壳，研末，加入蜂蜜调匀，夜晚以此蜜敷面，每晨起洗净。每日1次。

主治：雀斑。

方二

组成：黑丑、鸡蛋清各适量。

用法：黑丑研细末，用鸡蛋清调匀，备用。每晚睡前涂于患处及面部，早起后除去。

主治：雀斑。

方三

组成：赤小豆、米糠各适量。

用法：赤小豆置于锅中烤，然后研为粉末，与米糠混合，加入开水，饮用即可。

主治：雀斑。

方四

组成：丹参24克，益母草12克，当归、生地、赤芍、白芍、丹皮、泽兰、郁金、陈皮、香附各9克，川芎、白芷各6克。

用法：水煎服，每日1剂。

主治：面部色素沉着，雀斑。

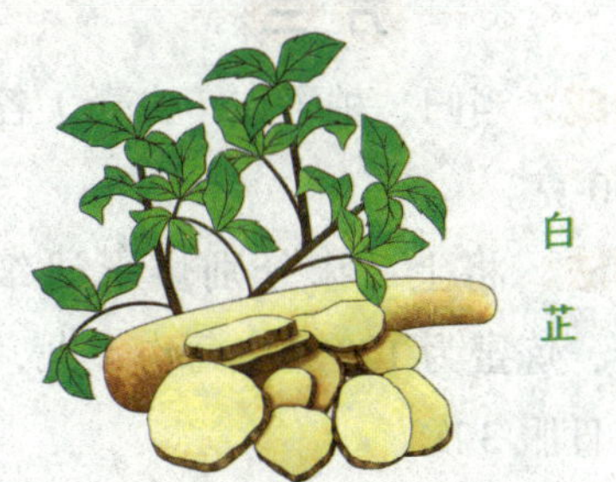

白癜风

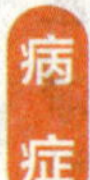

病症

白癜风是一种黑色素细胞功能缺失导致皮肤上出现白斑的皮肤病。常见的发病部位包括脸部、脖部、手臂等。尽管病因尚未完全明确，但遗传和多种内外因素可能是发病的主要原因。

常用良方

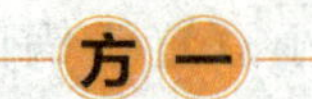

方一

组成： 枯矾、防风各等份。

用法： 共研为细末，以鲜黄瓜切片蘸药面涂搽患处。每日 2 次。

主治： 白癜风。

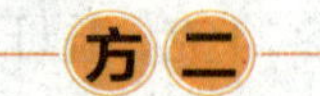

方二

组成： 红花、当归各 10 克。

用法： 水煎，分 2 次服用，每日 1 剂。

主治： 白癜风。

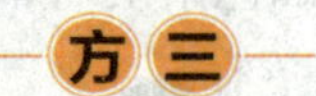

方三

组成： 当归、柏子仁（去壳）各 250 克。

用法： 将上 2 味分别烘干研细粉，炼蜜为 120 丸。每次 1 丸，每日服 3 次。

主治： 白癜风。

方四

组成： 芝麻油、白酒各适量。

用法： 每次用白酒 10~15 毫升，送服芝麻油 10~15 毫升。每日 3 次。连服 2 个月以上。

主治： 白癜风。

方五

组成： 何首乌、枸杞子各 15 克。

用法： 水煎服，每日 2 次。

主治： 白癜风。

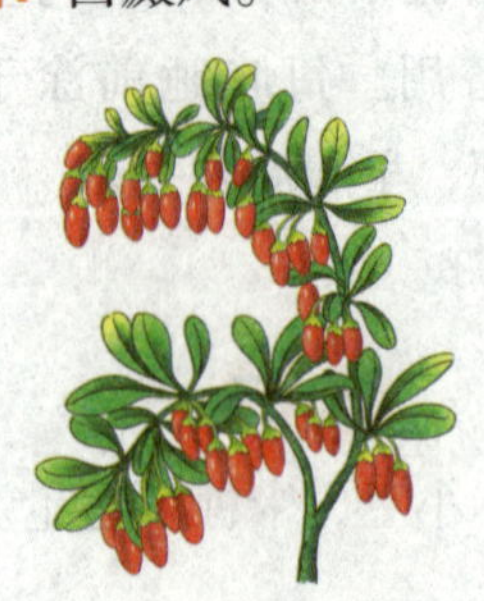

枸杞子

湿疹

病症 湿疹是一种炎症性瘙痒性皮肤病，分为急性、亚急性和慢性三期。急性湿疹表现为红斑、极度瘙痒，慢性湿疹则出现皮肤增厚、浸润等症状。中医认为其病因与风湿热侵入肌肤、湿热积聚有关。

常用良方

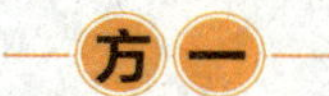

方一

组成：蚕豆皮、香油适量。

用法：将蚕豆浸泡软后，剥其皮晒干。用火将蚕豆皮烘烤极焦，研成细末过筛，香油调拌均匀。敷于患处，每日1次。

主治：对头、耳、颜面之急性湿疹效果最著。

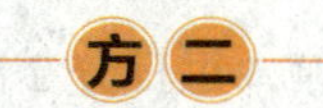

方二

组成：米糠适量。

用法：以碗1只，用粗纸（最好是韧性的纸）糊好，取细针在纸上刺无数小孔，再将米糠放上（可堆得稍高些），加炭火1小块缓缓烧，等烧至接近纸面时，将米糠拨去，勿使纸烧破，油即下入碗中，用时取油涂患处。

主治：湿疹。

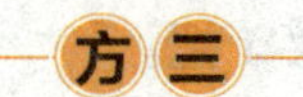

方三

组成：甘蔗皮、甘草各适量。

用法：煎汤洗。

主治：湿疹。

方四

组成：黄柏、五倍子各等份。

用法：共研细末，用香油调敷。

主治：湿疹。

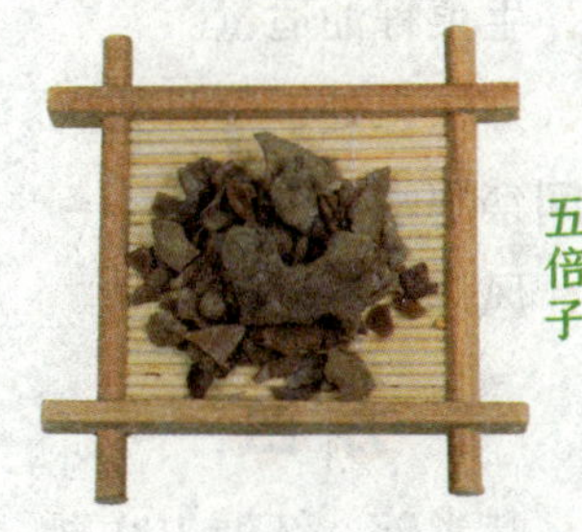
五倍子

荨麻疹

病症 荨麻疹，又叫风疹块，是一种常见的过敏性皮肤病。常由食物或外部刺激引发，临床表现为局部风疹块，迅速消退并伴有剧烈瘙痒。过敏源和体质差异可能影响发病的程度，轻者不留痕迹。

常用良方

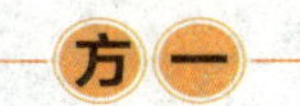

方一

组成： 韭菜 1 把。

用法： 将韭菜放火上烤热。涂搽患部，每日数次。

主治： 荨麻疹。

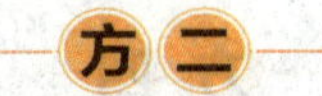

方二

组成： 芝麻根 1 把。

用法： 洗净后加水煎。趁热烫洗。

主治： 荨麻疹。

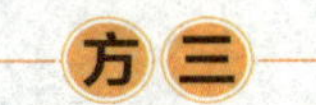

方三

组成： 生菜籽油适量。

用法： 外搽患处，每日数次。治疗期间禁用水洗患处。

主治： 风疹、荨麻疹。

方四

组成： 醋半碗，红糖 100 克，姜 50 克。

用法： 醋、红糖与切成细丝的姜同放入砂锅内煮沸 2 次，去渣。每服 1 小杯，每日 2~3 次。

主治： 风疹、荨麻疹。

方五

组成： 白僵蚕、荆芥穗各 10 克，蝉蜕 5 克。

用法： 水煎，每日分 2 次服。

主治： 荨麻疹、皮肤瘙痒。

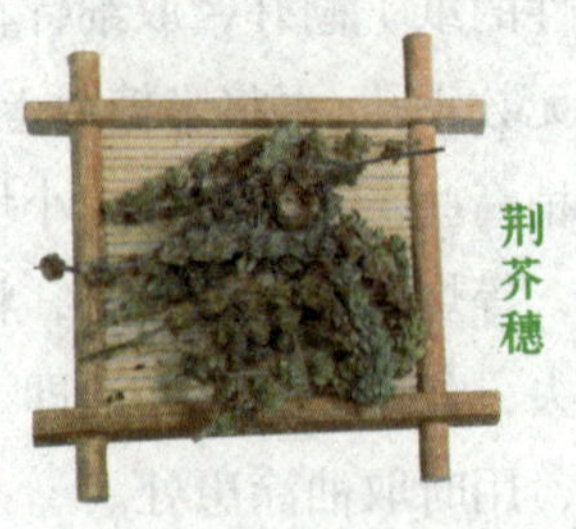

荆芥穗

带状疱疹

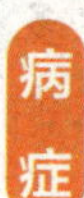

带状疱疹由水痘－带状疱疹病毒引起，常在免疫力下降时复发。症状包括局部皮肤灼热、疼痛，继而形成带状排列的丘疹和水疱。此病有一定传染性，可能通过接触传播给未患过水痘的人。

常用良方

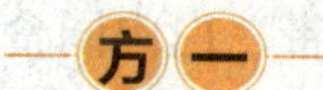

组成：鲜马齿苋适量。

用法：将马齿苋洗净，切碎，捣如泥。每日 2 次，敷于患处。

主治：带状疱疹。

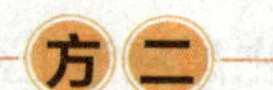

组成：新鲜仙人掌、粳米粉、米泔水各适量。

用法：仙人掌去针及茸毛，切片，捣烂，再加入粳米粉和米泔水适量。捣和均匀使成黏胶状以备用。用时将已制好的胶状物敷于患处，外盖油纸，绷带包扎固定。每隔 3~4 小时换药 1 次。

主治：带状疱疹。

方三

组成：马齿苋 60 克，大青叶、蒲公英各 15 克。

用法：先将上药用水浸泡 30 分钟，再煎煮 30 分钟，每剂煎 2 次，将 2 次煎出的药液混合。每日 1 剂，早、晚各服 1 次。

主治：带状疱疹。

方四

组成：雄黄 9 克，蜈蚣（瓦焙）3 条。

用法：分别研为细末，混合均匀，香油调涂患处。每日 3 次。

主治：带状疱疹。

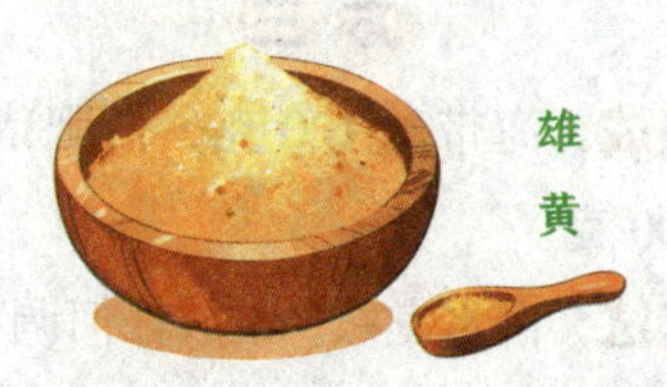

雄黄

手癣

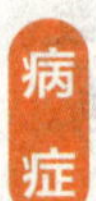

手癣是由于真菌侵犯手部表皮所引起的浅部真菌性皮肤病，多由足部传染而来，亦可直接发病。其临床特点是，初起紫白斑点、瘙痒，以后叠起白皮而脱屑，日久则皮肤粗糙变厚延及全手。

常用良方

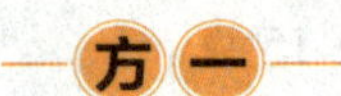

方一

组成： 醋适量。

用法： 用塑料袋装醋，将手泡在醋中一夜。数次可愈。

主治： 手癣。

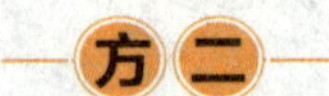

方二

组成： 豆腐泔水2碗，透骨草6克。

用法： 用豆腐泔水煎透骨草，数沸后稍温。用此水洗手并浸泡，每日1次，数日即愈。

主治： 手癣。

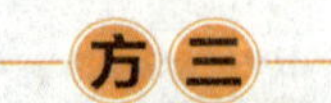

方三

组成： 海带丝120克，白肥猪肉100克。

用法： 白水煮熟，不放任何调料。连汤及海带、白肉同食。

主治： 手癣。

方四

组成： 藿香25克，生大黄2克，黄精、明矾各10克，白醋500克。

用法： 以白醋浸泡上药24小时，经煮沸冷却后，将患部浸洗3~4小时。用药期间，5天内不用肥皂或接触碱性物质，一般1~2剂即可告愈。

主治： 手足癣。

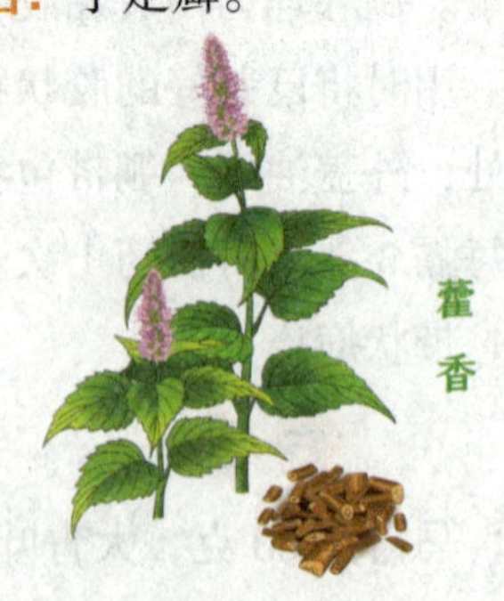
藿香